Onthulling van Masturbasie.

Pastoor Donald Onyeka Ugwu.

Toewyding.

Ek dra hierdie projek op aan Heilige Gees wat my senior
vennoot was,
Direkteur, vriend en beste berader.
Dankie. want is jy altyd daar om my te help.
En aan almal wat in die geheim veg teen die monster
Masturbasieverslawing genoem.

Vorentoe.

Ek het lank geglo in Bybelse beginsels van geestelike lewe as
kinders van God. Vandat ek wedergebore is, het ek my reis begin op
soek na 'n geestelike pad wat 'n mens kan vind om al die stryd en die
strategieë van die duiwel te oorkom. En een daarvan is die kwessie
van masturbasie wat ook een van die maniere is waarop die duiwel
werklik die mensekinders gevange neem en in 'n hok van geestelike
blindheid plaas.
Ek gebruik dink seks is net die ding van fisiese plesier en mens hoef
dit net op die regte manier te doen, maar met my ervaring as 'n
wedergebore kind van God het ek verstaan dat dit dieper is as hoe dit
van buite lyk.
 Hierdie boek is dus 'n tydige boek in hierdie bedeling waarin ons is.
Ek glo die geestelike insigte wat in hierdie boek versteek is dat dit
vryheid aan jou sal bring en jou sal bevry van die slawerny van
demonies geprogrammeerde seks in die dimensie van masturbasie.
Ek bid dat God jou sal oopmaak vir die geestelike insigte wat in
hierdie boek gekoester is en jou sal vrymaak in Jesus se magtige
Naam Amen.
Pastoor Meshach Matthew Chamadiya.
Heilige Gees krag sending Kerk.

Inleiding

Ek is Donald Onyeka Ugwu. 'n Pastoor en 'n bevrydingsbedienaar met 'n berg van vuur wonderwerke bediening. Noordoos 2 streekhoofkwartier in Nigerië. 'n Gegradueerde van 'n skool vir berading, skool vir Bybelkunde, skool van gebed, skool van bevryding en skool van bediening.
En ek het in verskeie ampte van die bediening afgesny, insluitend:
Gebedsvegter is as leier.
Gebedsgroep as leier.
Huis volgskip as leier.
Territoria voorbidder as 'n leier.
 Bevrydingspan as leier.
’n Jeugpredikant.
Met meer as 16 jaar ondervinding op die gebied van bevryding en in die loop van hierdie jare, het ek gesien hoe alle maniere van jukke en slawerny gebreek is. Die Here het baie gevangenes vrygelaat deur my bedieninge.
Heksery, okkultistiese slawerny's, fondamentmagte, gees van dood en hel, dwelmverslawing, gees van swakheid, selfmoord, onvrugbaarheid, gees van armoede, mariene gees en seksuele perversie is alles vrygemaak en leef hul normale lewe tot eer van die Here.
En net so, verskil genesings. En baie getuienisse.
En ek glo sterk joune is volgende op die lyn.
Moet asseblief nie vergeet om jou getuienisse op ons platform te deel nie.

Pastoor Donald Onyeka Ugwu.

Waarom ek hierdie boekprojek aanpak.

Dit was op 26 / September 2018 wat ek in die kerk na 'n preek
geluister het toe 'n koorlid my aandag geroep het. En gesê daar is 'n
noodgeval van bevryding. En ek het vir hom geantwoord dat hy
moet wag tot na die kerkdiens om nie mense se aandag van die preek
af te lei nie.

Na die diens het ek hom teruggebel en by hom navraag gedoen wie
die persoon is en wat die uitdaging is. Hy het bloot sy vinger gewys
na 'n gesin wat agter in die kerk sit. Ek kom nader en groet,
die gesin en nadat ek lekkernye uitgeruil het, vra ek die bejaarde
dame wat die gesin vergesel wat die probleem is? Sy antwoord met
'n tranende oë dis my dogter wat haar vinger wys na 'n 19-jarige
dame wat op die grond sit en bleek en joune lyk van dwelmmisbruik,
sy gaan voort sy snuif met haar neus enigiets wat bedwelm,
insluitend harde dwelms en maak daarvan gebruik.
En sy is verslaaf aan harde dwelms. Ek vra haar hoe lank is sy al in
hierdie toestand? Sy het oor 2 jaar geantwoord. Ek het ander
bevrydingspanlede geroep. En nadat hy aan haar bedien het. sy word
oorgelewer tot eer van die Here. Nou ten volle herstel en leef haar
normale lewe nie meer snuif van dronkenskap, dwelmverslawing of
dwelmmisbruik nie.
 'n Gedagte flits deur my gedagtes. Baie mense gaan deur
soortgelyke gevalle en weet nie wat om te doen nie. Dit is waar die
idee van 'n selfbevrydingsboek gebore is. 'n Padkaart oor hoe om
bevryding tuis te doen. So Onthulling masturbasie is 'n boek wat
opvoed oor die ondeug en hierdie keer skei as 'n
selfbevrydingshandleiding.
Dit leer ook hoe om te herstel van die fisiese newe-effekte.

"Ek het vergifnis vir my sondes nodig, maar ek het ook 'n verlossing van die mag van sonde nodig... Ek waardeer die geseënde feit van God se vergifnis, maar ek wil iets meer as dit hê: Ek wil bevryding hê. Ek het vergifnis nodig vir wat ek gedoen het, maar ek het ook verlossing nodig van wat ek is."

wagter nee.

My oogmerke in hierdie boek.

I Om bewustheid te skep oor die geestelike dimensie van masturbasieverslawing.

II Om die begrip van mense ten opsigte van die realiteit van demone en hul werksaamhede oop te maak.

III Om insig te gee oor die waarde van seksuele reinheid.

IV Om die gees agter masturbasie te onthul.

V Om diegene wat aan masturbasie verslaaf is, vry te sien en weer normale lewe te lei.

VI Om inligting te verskaf oor hoe om selfbevryding te doen.

VII Om inligting te verskaf oor oormatige masturbasie newe-effekte.

VIII Om inligting te verskaf oor kruie wat die newe-effekte sal omkeer en hoe om dit te gebruik.

IX Om jou te laat terugkry wat die vyande geestelik gesteel het.

X Om almal saam te dra, insluitend die tiener, sodat die woorde maklik is om te verstaan en na punte te lei.

XI Om mense te laat verstaan is hulle nie alleen nie. In hul stryd teen masturbasieverslawing.

" 'n Leier het die visie en oortuiging dat 'n droom verwesenlik kan word. Hy inspireer die krag en energie om dit gedoen te kry."

Ralph Nader.

My persoonlike raad.

Dankie dat jy my boek gelees het. Vir hierdie boek om in jou hand te kom is nie per ongeluk of toeval, glo ek, is deur goddelike aanwysings nie. Die Here orkestreer hierdie gebeure in jou guns.
Ek wil hê jy moet na die boek in die hand kyk as 'n selfbevrydingshandleiding en 'n padkaart na jou vryheid.
Bestudeer dit asseblief, neem kennis met diepe konsentrasie, ywer, vasberadenheid, trek aandag en groot belangstelling.
Die kennis in hierdie boek is geestelik en fisies belangrik. Moenie vergeet Is die waarheid wat jy ken wat jou vry sal maak nie.
Pas die kennis wat jy uit hierdie boek leer toe en volg die instruksies tot die einde. Selfs as jou teologie anders lyk, sal die getuienisse wat jy sal kry jou verstand laat waai.

"Die beste raad wat ek ooit gekry het, was dat kennis mag is
en om aan te hou lees."
David bailey.

HOOFSTUK EEN.

Wat is masturbasie?
Om te masturbeer is om jou self seksueel te stimuleer. Met ander
woorde, om alleen seks te hê, met jouself. Bron- woordeskat
Maar na baie berading, navorsing en ondervraging, het ek ontdek dat
masturbasie meer is as fisiese stimulasie van sensitiewe organe. Dit
is 'n daad wat die ryke van verbeelding baie betrek. Dit is wat ek
bedoel die masturbator het seksuele toneel in sy gedagtes uitgebeeld
en dan die dade uitgevoer.
Ek definieer masturbasie as 'n geestelike seks of denkbeeldige seks
wat fisiese stimulasie behels.

Die ryke van verbeelding en masturbasie.
Die ryk van verbeelding wanneer dit reg gebruik word, is die setel
van kreatiwiteit.
 Verbeelding, kanaal in die pad van Bybelse meditasie, maak 'n mens
oop vir goddelike verligting. Net so gebruik die okkulte en heksery
die ryke van verbeelding om toegang te verkry tot die ryke van die
gees.
"Die verbeelding is die sleutel tot kontak met die geesteswêreld"
Rebecca Brown. M.D.[Skrywer hy het gekom om die gevangenes
vry te maak]

 Hierdie ryk van verbeelding is wat masturbasie geestelik gevaarlik
maak. Omdat wellustige verbeeldings die masturbator onbewustelik
oopmaak vir geestesryke.
Daardeur word ruimte geskep vir geestelike verhouding en
onbewustelike band. Hierdie ondeug is meer 'n geestelike transaksie
as fisies.

En op dié manier waarsku die Bybel in 2 Korintiërs 10:5 "Verwerping van verbeeldinge en elke hoë ding wat homself verhef teen die kennis van God, en elke gedagte gevange te neem tot gehoorsaamheid aan Christus."

Wat maak masturbasie hoogs verslawend? Wetenskaplike redes.

Tydens masturbasie stel die brein die volgende hormone vry
  (1) Epinefrien (2) Oksikontien (3) Endorfiene (4) Dopamien (5) Oksitosien (6) Serotonien (7) Testosteroon (8) Prolaktien (9) Vasopressien.

"Tydens masturbasie stel die brein verskeie hormone vry, waarvan die belangrikste dopamien is. Ook bekend as die "gelukshormoon", is dopamien baie betrokke by die brein se beloningstelsel. Saam met oksitosien, 'n hormoon wat sosiale binding verbeter, verbeter dopamien ook bui en tevredenheid.
Ander hormone wat tydens seksuele vrystelling vrygestel word, sluit ook endorfiene, testosteroon en prolaktien in": bron: me-science.

Oksitosien en Vasopressien hierdie hormone bind die masturbator aan masturbasie. En gee ook die volgelinge 'n gevoel van seksuele plesier.

"In masturbasieverslawing speel twee sleutelstowwe 'n rol, dopamien en endorfiene. Dopamien is 'n beloning neurotransmitter wat 'n persoon toelaat om plesier te voel. Endorfiene is chemikalieë wat die liggaam gebruik om stres en fisiese inspanning teen te werk, wat 'n mens laat ontspan en herstel. Terwyl 'n persoon masturbeer, word dopamien vrygestel, en die persoon ervaar 'n aangename hoogtepunt wat sy hoogtepunt bereik tydens 'n klimaks.

Na die orgasme,
 endorfiene word vrygestel, wat die persoon versadig laat voel en soms aan die slaap raak.

Masturbasie-effekte op die brein is kompleks. Wanneer 'n persoon van hierdie gevoelens afhanklik raak en dit gebruik om stresvolle lewensituasies of geestelike probleme te ontsnap, maak dit die venster oop vir masturbasieverslawing om te voorkom. Masturbasieverslawing kan 'n rede tot kommer word wanneer dit verander in 'n manier om probleme die hoof te bied in plaas daarvan om dit reguit te konfronteer" bron: verslawing hulpbron.

So volgens die wetenskap is dieselfde hormone (dopamien en endorfiene) agter masturbeerverslawing ook agter dwelmverslawing.

"Kokaïen is so verslawend as gevolg van die verandering wat dit na herhaalde gebruik in die brein skep. Dit dien as 'n stimulant binne die liggaam, wat verhoogde vlakke van breinhormoon dopamien skep.

Dopamien is in die beloningskring van die brein geleë en word geassosieer met gevoelens van plesier en beweging" Bron- Nasionale Instituut vir Dwelmmisbruik.

"Opioïede (heroïen, kodeïen) veroorsaak die vrystelling van endorfiene hormoon, jou brein voel goeie neurotransmitters. Endorfiene demp jou persepsie van pyn en versterk gevoelens van plesier, wat 'n tydelike maar kragtige gevoel van welstand skep. Wanneer 'n dosis opioïed (heroïen, kodeïen) opraak, sal jy dalk so gou as moontlik daardie goeie gevoelens terug wil hê. Dit is die eerste mylpaal op die pad na potensiële verslawing"

bron- Mayo Clinic.

"Dwelmgebruik is dikwels in die eerste instansie vrywillig. Die ontwikkeling van 'n volledige verslawing vind plaas deur 'n verskeidenheid omstandighede. Die brein verander egter tydens 'n substansverwante versteuring op maniere wat lank kan neem om terug te bring na 'n gesonde toestand.

'n Persoon wie se brein se beloningskring nie verander het as gevolg van verslawing nie, ervaar positiewe gevoelens met betrekking tot algemeen lonende gedrag, soos oefening, om saam met familie te wees of heerlike kos te eet. Dit behoort almal 'n mens goed te laat voel.

Dit kan 'n persoon motiveer om hierdie gedrag te herhaal en daardie positiewe gevoel te herwin.
Stowwe produseer 'n euforiese gevoel deur groot hoeveelhede dopamien in sekere dele van die brein te veroorsaak wat verantwoordelik is vir die gevoel van beloning.
Verslawing vind plaas wanneer die gebruik van 'n stof hierdie stroombane oorneem en die drang verhoog om meer en meer van die stof te verbruik om dieselfde lonende effek te verkry."

bron- Mediese Nuus vandag.

www.unveilingmasturbation.com

Bybelse redes waarom masturbasie hoogs verslawend is.

"Bewaak bo alles die deur van jou verstand met ywer, want daaruit is die kwessies van die lewe. Spreuke 4:23 Afv."
Die verstand is 'n poort na die siel. En die siel bestaan uit
- Fakulteit logika.
- Emosies.
- Testamente.
- Bewustelik en onderbewustelik.

Die siel is ons persoonlikheid. Met die siel dink, redeneer, oorweeg, onthou en wonder ons.
Met die siel ervaar ons emosies soos geluk, liefde, hartseer, woede, verligting en deernis. met die siel besluit ons en neem ons besluite.
En die bybel laat ons weet die siel kan besoedel of besoedel word.
Hoe die siel besoedel is
- Deur lus.

Die bybel het dit so gestel "maar Ek het vir julle gesê, elkeen wat na 'n vrou kyk om haar te begeer, het alreeds in sy gedagtes met haar egbreuk gepleeg. Matteus 5:28" feitlik elke liggaam wat aan masturbasie verslaaf is, is ook verslaaf. tot pornografie. En jy kan nie pornografie kyk sonder om te begeer nie.
Lus gee geboorte aan seksuele fantasie, seksuele fantasie gee geboorte aan besoedeling, sodra besoedeling wat in logiese redenasie gestel word, verwring word, dan masturbasie.
- Deur seksuele gedagtes te vermaak, te vertoef en te aanvaar.

Die Bybel het dit so gestel" want van binne, uit die hart van die mens, kom slegte gedagtes, owerspel, seksuele sondes, moorde, diefstalle, begeerlikheid, boosheid, bedrog, wellustige begeertes, 'n boosheid, godslastering, hoogmoed en dwaasheid alles uit. hierdie slegte ding kom van binne en maak die mens onrein. Markus 7:21-23

• Deur sielsband.

Dit wanneer twee mense saamgevoeg word om een in siel te word, deur seks 1 Korintiërs 6:16 laat ons verstaan dat seks nie net fisies is nie, dit behels die siel en die gees. So vir die Bybel is masturbasie meer geestelik as fisies.

• Deur die opening van geestelike deure in die menslike lewe. "Hy wat 'n kuil grawe, sal daarin val, en elkeen wat 'n heining breek, die slang sal hom byt. Prediker 10:8"

"vlug van seksuele onsedelikheid. Elke ander sonde wat 'n mens pleeg, is buitekant, maar hy wat seksuele sonde teen sy eie liggaam sondig. 1 Korinthiërs 6:18. die bybel maak dit duidelik dat seksuele sondes insluitend masturbasie deur vir demone oopmaak. en demone van masturbasie is agter verslawing.

Wat maak masturbasie 'n neiging onder die jeug?

• Wanbestuur van seksuele drange.

• Geërfde seksueel besoedelde fondament.

• Christenleiers verskil wyd in hul begrip van die geestelike en morele implikasies daarvan.

• Baie godsdienstige leiers skram weg van die onderwerp.

• Baie jongmense sien dit as 'n veiligste manier om seksuele plesier te kry sonder die risiko van swangerskap en seksueel oordraagbare infeksies.

• Baie webwerwe moedig dit aan as middel van seksuele uitbuiting.

• Dit lyk of ons moderne kultuur onsedelikheid vier.

• Mediese joernaal en baie artikels aanlyn en vanlyn omhels dit en sien dit as 'n manier om seksuele spanning los te maak

• Die bekendstelling en wye verspreiding van internet het pornografie verder goedkoop, beskikbaar en maklik toeganklik gemaak. Met die internet kan 'n jeugdige of tiener maklik pornografie op slimfoon en ander toestelle kyk sonder die medewete van hul ouers.

• Beskikbaar en bekostigbaarheid van satelliettelevisiekanale vir volwassenes vandag in baie huise.

• Advertensie-agentskap.
Baie advertensiemaatskappye gebruik seksuele beelde om produkte te vertoon, met die uitsluitlike doel om kykers se aandag te trek en die meeste musiekvideo's is vol naaktheid. En die meerderheid van hierdie erotiese inhoud teiken die jeug.

• Ons moderne kultuur het dit nie net omhels nie. Dit het selfs een maand om elke jaar op 17 en 28 Mei internasionaal gevier te word.

• noemenswaardige organisasies soos beplande ouerskap wil selfs massa (jeugdiges) aanmoedig om dit te beoefen. Masturbasic is normaal en kan 'n gesonde manier wees om oor jou liggaam te leer.

Trouens, dit is die veiligste manier om seksuele plesier te hê wat daar is - daar is geen risiko van swangerskap of SOS'e nie.
Maar dit is pure misleiding. Die beste is onthouding.

 Wanneer sal masturbasie as 'n verslawing beskou word?
"Daar is geen kliniese diagnose vir masturbasieverslawing nie. Dit word nie deur die American Psychological Association (APA) as verslawend erken nie."
" dit verslawing word nie erken as 'n geestesgesondheid toestand deur Diagnostiese en Statistiese Handleiding van Geestesversteurings (DSM-5) wat die kriteria vir die diagnose van geestesgesondheid toestand stel" wat beteken dat hierdie professionele liggaam dit nie erken het as verslawing. daaraan as,
 Kompulsiewe seksuele gedrag en hiperseksualiteitsversteuring. Omdat hulle nie tekens van onttrekkingsimptome toon, soos harde dwelms doen nie.
Mediese definisie van verslawings toon dat dit tekens van onttrekkingsimptome moet wees, maar Merriam-Webster woordeboek definieer verslawing as

(1) "kompulsiewe, chroniese, fisiologiese of sielkundige behoefte aan 'n gewoontevormende middel, gedrag of aktiwiteit wat skadelike fisiese, sielkundige of sosiale effekte het en tipies goed gedefinieerde simptome veroorsaak (soos angs, prikkelbaarheid, bewing of naarheid) by onttrekking of onthouding.
(2) 'n Sterk neiging om iets wat herhaal word te doen, te gebruik of te geniet"
So uit die woordeboek definisie kan enige ding wat ons herhaaldelik in smul as verslawing gedefinieer word. Masturbasieverslawing kan dus verwys na oormatige of kompulsiewe masturbasie.

Simptome van verslawing:

- wanneer 'n persoon vir 21 dae meer as 5 keer per dag masturbeer en jy nie kan ophou nie.
- Wanneer elke seksuele provokasie masturbasie veroorsaak.
- Wanneer die daad baie van jou tyd en energie neem.
- Wanneer jy vind dat jy betrokke raak by die dade, selfs in 'n openbare toilet en kantoor net om die drang te bevredig.
- Wanneer jy aan die newe-effekte ly, maar jy kan nie ophou nie.
- Wanneer jy, selfs as 'n getroude paartjie, steeds masturbasie bo normale seks verkies.
- Wanneer jy jou bes probeer om op te hou, maar jy het nie die wilskrag om dit te doen nie.
- Wanneer die drang om dit te doen, jou maklik oorweldig.
- Wanneer die gedagtes daarvan elke keer as jy alleen is jou gedagtes oorstroom, en jy vind dit moeilik om te weerstaan.
- Wanneer jy nie seksuele bevrediging van normale seks dryf nie, totdat jy masturbeer.
- Wanneer jy baie van jou verdienste spandeer om in te teken op volwasse TV-kanaal, pornografiese werwe en pornografie te kyk tot middernag.

Newe-effekte van oormatige masturbasie.

Die newe-effekte word nie formeel erken of medies diagnoseerbaar nie, ek bedoel mediese dokters is nie opgelei hierin nie, meeste glo nie eers oormatige masturbasie het enige uitwerking nie, maar glo in seksuele uitputting.
Newe-effekte sal verskil van persoon tot persoon as gevolg van vlakke van intensiteit.
Simptome:
- Moegheid.(liggaamspyn)
- Slaapversteurings (slapeloosheid of hipersomnie).
- Lae rugpyn as gevolg van verlies aan kalsium as gevolg van oormatige verlies van seminale vloeistof.
- Afname in spermtelling.
- Urine infeksies.
- Verlies aan seksuele sensitiwiteit.
- Fisiese en geestelike moegheid omdat dit baie energie uit die liggaam behels.
- Vinnige veroudering. As gevolg van oormatige verlies van lewensbelangrike vloeistof, begin die menslike liggaam baie vinnig verouder.
- Dit lei tot hormonale verandering of in balans in die liggaam.
- Interne hitte in die liggaam.
- Dit veroorsaak voortydige ejakulasie.
- Verslawing aan pornografie.
- Onbevredigende wellus .
- Dit laat penis krimp, ek bedoel nie groei tot volle grootte nie.
- Dit veroorsaak ereksieprobleme. (erektiele disfunksie)
- Onstabiele verstand en ongefokusde verstand as gevolg van seksuele gedagtes of fantasie.

• Dit veroorsaak hareval wanneer 'n man ook al by oormatige seksuele aktiwiteit betrokke is

DHT (Dihydrotestosteroon) vlak verhoog binne die liggaam, en dit verhoed haargroei, wat ook haarverlies veroorsaak.

Dihidrotestosteroon (DHT) is 'n androgeen.

Androgeen is 'n geslagshormoon wat help om by te dra tot die ontwikkeling van wat die gedagtes, mansgeslagskenmerke is, soos liggaam en hare.

• En 'n paar ander simptome soortgelyk aan seksuele uitputting. Sommige webwerwe, artikels en mediese kundiges moedig mense aan en stel selfs die voordele voor om sulke dade sonder waarskuwing uit te oefen, dit is hoogs verslawend en die gevaar wat voorlê (uitwerking van verslawing), veral vir die jeug. En weet nie veel oor newe-effekte van dit verslawing nie.

En baie dokters raak verward oor hoe om te behandel en behoorlik te diagnoseer wat verkeerd is (newe-effekte). Ek beveel aan dat baie navorsing hieroor gedoen moet word.

My feite is gebaseer op persoonlike ervaring, berading, onderhoude en persoonlike navorsing en selfs vrae met mediese praktisyns.

    Ek glo in persoonlike ervaring.

    Ek glo in die chemie van semen.

    Ek glo in die chemie van die brein.

    Ek glo in die chemie van die liggaam.

Enigiemand wat vir jou sê daar is geen newe-effekte vir diegene wat daaraan verslaaf is nie. Vertel jou nie die waarheid nie. Vra so 'n man wat is die simptome van seksuele uitputting?

En wat veroorsaak dit?

Enigiemand, artikels en mediese verwagtinge wat jou vertel is die veiligste seks, En die beste manier om jou liggaam te verken en swangerskap en infeksies te vermy, is om die beste te lieg is seksuele reinheid en onthouding.

Hoe om jou seksuele dryf te bestuur.

God het seks geskep en dit is 'n pragtige ding binne die verbond van die huwelik. God het ons ook geskep om seksuele wesens te wees met begeerte en verlange na seksuele intimiteit. Ons is seksuele wesens vanaf die oomblik dat ons gebore is. God se doel vir seks is goed en pragtig wanneer dit in die regte konteks betrokke is. Seksdrange is nie verkeerd of sondig nie. Is normaal. Hierdie drange kan sondig word as ons dit in wellus, verleiding verander, dit met die verkeerde persoon gebruik of dit kanaliseer na waarvoor dit nie bedoel is nie.

God het seks geskep om 'n bindende krag tussen 'n man en vrou te wees, om hulle as een in die huwelik te verenig (Mark 10:8).

Aartsbiskop Duncan Williams het eenkeer gesê "moenie toelaat dat jou ereksie jou aanwysings rig nie." Vir die meeste van ons is ons seksuele drange die grootste aria van versoeking.

Hoe om seksuele drange te bestuur

• verstaan dat jou seksuele drange normaal is en is tekens dat jy volwasse of volwasse word.

• Glo in seksuele reinheid en onthouding.

• Vermy pornografie in elk geval.

• Neem altyd die gevolge van jou dade en gedagtes in ag voordat jy dit uitvoer.

• Bly weg van aanloklike situasies.

• Vermy om alleen te bly met ongesonde begeertes, of dit nou beeld of werklike mense is.

• Stel grense rondom teenoorgestelde geslag, jou foon, rekenaar, TV en die boeke wat jy lees.

• Leer hoe om jou seksuele drang te herlei, in plaas daarvan om te brand van wellus, rig daardie passie in positiewe rigting, gebruik die energie om nuwe vaardighede aan te leer.

• Handhaaf hoë morele standaarde. En selfdissipline.

• Leer hoe om in Gees te wandel. Galasiërs 15:16.

Hierdie goddelike beginsels sal ons nie net help om gesond te leef, minder te stres en die lewe te vervul nie. Dit sal ons nader aan God bring en ons volgskip met die Heilige Gees soet, sterk, dieper en meer intiem met hom maak.

Waarom bedroef seksuele onreinheid die Heilige Gees meer as ander sonde?

"Vlug van seksuele onsedelikheid elke ander sonde wat 'n mens pleeg, is buite die liggaam, maar die persoon wat onsedelike is sondig teen sy eie liggaam. Weet julle nie dat julle liggaam 'n tempel is van die Heilige Gees wat in julle is, wat julle van God het nie, julle is nie julle eie nie, want julle is duur gekoop. Verheerlik God dus met julle liggaam.'' 1 Korintiërs 6:-20.

Alle sonde bedroef die Heilige Gees, maar seksuele sondes val die tempel aan waarin Hy woon - ons liggaam.

Wanneer ons betrokke raak by seksuele sondes of dit regverdig in die lewe van ander, of ons eie lewe, eenvoudig omdat ons moderne kultuur dit aanmoedig, breek ons ons geestelike verdediging.

Ons moet verstaan dat ons as een in gees aan Christus verbind is. Ons is aan hom oorgegee, geheilig en afgesonder vir sy gebruik. En ons is besete en besig,

en bewoon deur sy heilige Gees. Dit is die idee van 'n tempel - 'n plek waar God woon, heilig vir sy gebruik.

En elke keer as ons in seksuele onreinheid wandel, verontreinig, ontheilig, besoedel en prostitueer ons ons liggaam geestelik. Om dit beter te verstaan, laat kyk na

Esegiël 8:6

"Hy het vir my gesê, mensekind, weet jy wat hulle doen – die groot gruwels wat die volk Israel hier beoefen, om my ver van my heiligdom af te verdryf? Maar julle sal 'n groter gruwel as hierdie sien"

Sondes van onsedelikheid is dus soos dat die gelowige die Heilige Gees deeglik kennis gee om sy huis (ons liggaam) te ontruim.

Geestelike implikasie van masturbasie.

• Dit verswak die geestelike verdedigingsmeganisme (vermoë om sondes te weerstaan) Galasiërs 6:7-8.

• Dit maak 'n mens ongeskik vir God se gebruik. 2 Timoteus 2:21.

• Dit belemmer geestelike groei.

• Veroorsaak geestelike leegheid. Jy weet dat iets verkeerd is, maar jy kan dit nie vasstel of verduidelik nie.

• Skuldgevoelens.

• Dit maak die innerlike vrede dood wat van die Here af kom.

• Dit maak passies en ywer vir die werk van die Here dood.

• Dit distansieer 'n mens van die Heilige Gees.

• Dit blus die Gees uit.

• Dit gee geboorte aan ander seksuele sondes.

• Dit verontreinig die liggaam voor God. 1 Korintiërs 6;18.

• Dit maak die geestelike deur oop vir demoniese besetenheid, demoniese onderdrukking en demoniese affiliasies.

• Dit maak geestelike deure oop vir geestelike vrou en geestelike mans.

• Dit maak ook die deur oop vir geestelike armrowers. Dit lei tot fisiese, skielike verlies van geld, eiendom, posisie, potensiaal, virtuele en selfs gawes van die Heilige Gees. Prediker 10:8.

• Dit veroorsaak ontkoppeling aan die stil stemmetjie van die Heilige Gees. As gevolg van die besoedeling van die gees die mens wat die lam van God is Spreuke 20:27.

• Die verlies van geestelike erfenis (Die koninkryk van God) Galasiërs 5:19-21.

• Dit maak die vreugde van verlossing dood.

• Dit veroorsaak geestelike blindheid.

• Dit veroorsaak geestelike doofheid.

Is masturbasie 'n sonde?

Die woord masturbasie is nie direk in die Bybel genoem nie, want dit val onder die kategorie van seksuele perversie, seksuele immoraliteit en seksuele onreinheid. Ons weet dat woorde soos pornografie, fetisjisme, transseksualisme, kuberseks en telefoonseks nie in die Bybel genoem is nie, maar dit het hulle nie minder as 'n sonde gemaak nie.

 Hulle val almal onder seksuele onreinheid.

"Maar onder julle mag daar nie eers 'n sweempie van hoerery of van enige vorm van onreinheid of hebsug wees nie, want dit is onbetaamlik vir die heilige volk van God en daar moet ook nie onwelvoeglikheid, dwase praatjies of growwe grappies wees wat nie in plek is nie, maar eerder danksegging. Hiervoor kan jy seker wees. Geen onsedelike, onreine of gierige mens nie – so iemand is 'n afgodedienaar het enige erfdeel in die koninkryk van Christus en van God" Efesiërs 5:3-5

"Dit is God se wil dat jy geheilig moet word, dat ons seksuele onsedelikheid moet vermy dat elkeen van ons moet leer om sy eie liggaam te beheer op 'n manier wat heilig en eerbaar is, nie in hartstogtelike wellus soos die heidene wat nie weet nie. God'' 1 Tessalonisense 4:3-6.

"'n Persoon sonder selfbeheersing is soos 'n stad met afgebreekte mure"

Spreuke 25:28.

Uit die bogenoemde skrifture is dit duidelik dat dit nie net die wil van God is nie, ons is om heilig te wees en te heilig, maar ons moet leer hoe om ons liggaam te beheer.

En wenke van onsedelikheid en seksuele onreinheid moet nie eers onder gelowiges genoem word nie, praat meer van die beoefening daarvan.

Die optrede wat tot hierdie daad lei, is wellustige gedagtes. En Jesus wat in Matteus 5:28 van wellus praat, noem dit owerspel van die hart. Kom ons kyk wyd na wellus.

" intense seksuele begeerte of eetlus. Onbeheerde of onwettige seksuele begeerte of eetlus, welluidigheid. 'n Passievolle of oorbemeesterende begeerte of begeerte (gewoonlik gevolg deur vir) " Source dictionary.com.

Masturbasie vind meestal plaas wanneer iemand seksuele gedagtes dink oor 'n persoon wat nie hul huweliksmaat is nie of pornografie kyk. So die begeerlikheid van die vlees is die sonde (1 Joh. 2:16) en masturbasie is bloot die uitkoms van wellus, so is 'n sonde.

Wellus en masturbasie is nie die enigste sondes wat die liggaam besoedel nie. hulle ander seksuele praktyke wat ook verbode is. Kom ons kyk na boek Levitikus 18 vs 1.

Ander seksuele praktyke verbied in die Bybel.

"Toe sê die Here vir Moses: 2 "Gee die volgende opdrag aan die volk Israel. Ek is die Here jou God. 3 Moet dus nie optree soos die mense in Egipte, waar jy vroeër gewoon het, of soos die mense van Kanaän, waarheen Ek jou neem nie. Jy mag nie hulle lewenswyse navolg nie.4 Jy moet al my voorskrifte gehoorsaam en sorgvuldig my insettinge gehoorsaam, want Ek is die Here jou God. 5 As julle my verordeninge en my verordeninge gehoorsaam, sal julle daardeur lewe vind. Ek is die Here.6 Jy mag nooit seksuele omgang met 'n nabye familie hê nie, want Ek is die Here.

7 Moenie jou pa skend deur seksuele omgang met jou ma te hê nie. Sy is jou ma; jy mag nie seksuele omgang met haar hê nie. 8 Moenie seksuele omgang hê met enige van jou vader se vrouens nie, want dit sal jou vader skend.

9 Moenie seksuele omgang hê met jou suster of halfsuster nie, of sy jou pa se dogter of jou ma se dogter is, of sy in jou huisgesin of iemand anders s'n gebore is.10 Moenie seksuele omgang met jou kleindogter hê nie, of sy jou seun is dogter of jou dogter se dogter, want dit sou jouself skend.

11 Moenie seksuele omgang hê met jou stiefsuster, die dogter van enige van jou vader se vrouens nie, want sy is jou suster. met jou ma se suster, want sy is jou ma se naaste familielid. 14 Moenie jou oom, jou pa se broer, skend deur seksuele omgang met sy vrou te hê nie, want sy is jou tante.

15 Moenie seksuele omgang met jou skoondogter hê nie; sy is jou seun se vrou, daarom mag jy nie seksuele omgang met haar hê nie. 16 Moenie seksuele omgang met jou broer se vrou hê nie, want dit sal jou broer skend. 17 Moenie seksuele omgang hê met beide 'n vrou en haar dogter nie. En moenie haar kleindogter, of haar seun se dogter of haar dogter se dogter, neem en met haar seksuele omgang hê nie. Hulle is naasbestaandes, en dit sou 'n goddelose daad wees.18 Terwyl jou vrou lewe, moenie met haar suster trou en seksuele omgang met haar hê nie, want hulle sal mededingers wees.

19 Moenie seksuele omgang met 'n vrou hê tydens haar menstruele onreinheid nie. 20 Moenie jouself verontreinig deur seksuele omgang met jou naaste se vrou te hê nie. 21 Moenie toelaat dat een van jou kinders as 'n offer aan Molog gebring word nie, want jy mag die Naam van jou God nie beskaamd maak nie.

Ek is die Here.22 Moenie homoseksualiteit beoefen deur seks met 'n ander man te hê soos met 'n vrou nie. Dit is 'n afskuwelike sonde. 23 'n Man mag hom nie verontreinig deur seks met 'n dier te hê nie. En 'n vrou mag haarself nie aan 'n manlike dier aanbied om daarmee gemeenskap te hê nie. Dit is 'n perverse daad. 24 Moenie julle op enige van hierdie maniere verontreinig nie, want die mense wat Ek voor julle uit verdryf, het hulle op al hierdie maniere verontreinig.

25 Omdat die hele land verontreinig is, straf Ek die mense wat daar woon. Ek sal die land hulle laat uitspuug. 26 Julle moet al my verordeninge en voorskrifte gehoorsaam. Jy mag nie enige van hierdie afskuwelike sondes pleeg nie. Dit geld beide vir inheemse Israeliete en vir die vreemdelinge wat onder julle woon.

27 Al hierdie afskuwelike bedrywighede word beoefen deur die mense van die land waarheen Ek julle neem, en dit is hoe die land verontreinig het. 28 Moet dus nie die land verontreinig en dit 'n rede gee om jou uit te braak nie, want dit sal die mense wat nou daar woon, uitbraak. 29 Elkeen wat enige van hierdie afskuwelike sondes doen, sal uit die gemeenskap van Israel uitgeroei word. 30 Gehoorsaam my opdragte, en moenie julleself verontreinig deur enige van hierdie afskuwelike gebruike te pleeg wat deur die mense wat voor julle in die land gewoon het, gepleeg is nie. Ek is die Here jou God."

Levitikus 18. Nuwe Lewende Vertaling

Wat is geestelike besoedeling?

Besoedeling Word gedefinieer as
 om vuil, vuil of onrein te maak; besoedel; besoedeling; verneder.
om die kuisheid te skend van.onrein te maak vir seremoniële
gebruik; ontheilig. besoedel, as 'n persoon se reputasie.

Bron -woordeboek. com

Geestelike besoedeling is om vuil, vuil, onrein, besoedel, verneder
en onrein te wees vir geestelike en fisiese gebruik deur God.

Dinge wat spiritualiteit kan besoedel.

(1) Grond.
Want die land het verontreinig geword, daarom het Ek sy straf
daaroor gebring, sodat die land sy inwoners uitgespoeg het.
Levitikus 18:25

(2) bed.
Die huwelik moet onder almal in ere gehou word, en die
huweliksbed moet onbesmet wees; vir hoereerders en egbrekers sal
God oordeel. Hebreërs 13:4
(3) 'n Gebou, kerk en 'n vertrek kan besoedel word.

Maar hulle het hul gruwels neergesit in die huis waaroor my Naam
uitgeroep is, om dit te verontreinig. Jeremia 32:34

(4) Afgode, gedemoniseerde halssnoer, armband en oorbelle.
Toe sê Ek vir hulle: Werp weg, elkeen die gruwels van sy oë, en
verontreinig julle nie met die drekgode van Egipte nie. Ek is die
HERE julle God. Esegiël 20:7

(5) Menslike liggaam, siel en gees kan besoedel word.
As iemand die tempel van God verontreinig, sal God hom vernietig;
want die tempel van God is heilig, wat julle is. 1 Korinthiërs 3:17

(6) Kos en drank aan afgode geoffer.
Maar Daniël het in sy hart voorgestel dat hy hom nie sou
verontreinig met die deel van die koning se spys of met die wyn wat
hy gedrink het nie; daarom het hy die owerste van die hofdienaars
gevra om hom nie te verontreinig nie. Daniël 1:8

(7) 'n Man se hart kan besoedel word.
Maar die dinge wat uit die mond uitgaan, kom uit die hart; en hulle
het die mens onrein gemaak. Matthéüs 15:18

(8) 'n Droom.
Net so besoedel ook hierdie [vuil] dromers die vlees, verag
heerskappy en praat kwaad van waardigheid. Judas 1:8.
(9) Man en vrou .
Julle staan op julle swaard, julle doen gruwels, en julle verontreinig
elkeen sy naaste se vrou; en sal julle die land in besit neem?

Esegiël 33:26

(10) Diere.
En jy mag met geen dier gemeenskap hê om jou daarmee te
verontreinig nie; en geen vrou mag voor 'n dier staan om daarop te
gaan lê nie; dit is verwarring. Levitikus 18:23.

(11) Die verstand en gewete.
Vir die reines is alle dinge rein; maar vir die wat besoedel en ongelowige is, is niks rein nie, maar hulle verstand sowel as hulle gewete is besoedel. Titus 1:15

(12) Omgewing, stad en nasie.
'Moenie julle deur enige van hierdie dinge verontreinig nie; want deur al hierdie het die nasies wat Ek voor julle uit verdrywe, verontreinig geword. Levitikus 18:24

(13) Lewe. Kan besoedel word deur 'n konsulterende inheemse dokter, waarsêer, demoniese heiligdom, Ouija-bord, handpalmkunde, wat hulp soek van die okkulte en heksery.
Moenie na mediums of spiritiste wend nie; soek hulle nie om deur hulle verontreinig te word nie. Ek is die Here jou God. Levitikus 19:31.

(14) hande deur afskerming van onskuldige bloed, aborsie, borg van aborsie.
Want julle hande is met bloed besoedel en julle vingers met ongeregtigheid;
U lippe het leuens gespreek, u tong prewel boosheid. Jesaja 59:3

Hoe besoedeling Satan en demone bemagtig.

"1 En hy het my aan die hoëpriester Josua laat sien waar hy voor die Engel van die HERE staan, en die Satan wat aan sy regterhand staan om hom teë te staan. 2Toe sê die HERE vir die Satan: Die HERE bestraf jou, o Satan! ja, die HERE wat Jerusalem uitverkies het, bestraf jou. Is dit nie 'n brander wat uit die vuur geruk is nie? 3 En Josua was bekleed met vuil klere en het voor die engel gestaan. 4 En hy antwoord en spreek met dié wat voor hom staan en sê: Neem die vuil klere van hom weg. En hy sê vir hom: Kyk, Ek het jou ongeregtigheid van jou laat verbygaan en jou met ander klere aantrek. 5 En ek het gesê: Laat hulle 'n mooi tulband op sy hoof sit. En hulle het 'n mooi tulband op sy hoof gesit en hom met klere aangetrek. En die Engel van die HERE het bygestaan.
6 En die Engel van die HERE het teen Josua geprotesteer en gesê: So spreek die HERE van die leërskare; As jy in my weë wandel en as jy my opdrag nakom, dan moet jy ook my huis oordeel en ook my voorhowe bewaar, en Ek sal jou plekke gee om te wandel tussen dié wat by staan" Sagaria 3:1- 7.
Uit die verslag van die Hoëpriester sien ons die volgende-

(1) Weerstand.
Besoedeling gee demone toegang om mense te weerstaan van fisiese en geestelike vooruitgang en vooruitgang, wat stagnasie en beperkings veroorsaak.

(2) Teëstander.
Besoedeling maak die deur oop vir Satan en demone as teëstanders teen gelowiges voor God.

(3) Opponeer.

Besoedeling gee Satan ruimte om goeie werk in mense se lewens teë
te staan.

(4) Aanval.

Besoedeling maak die deur oop vir demoniese aanval. Stel jou voor
dat jy aan sy regterhand staan. 'n Plek van gesag, eer, krag,
bestemming, seën en heerlikheid.

(5) Maar Ek het 'n paar dinge teen jou: jy het daar 'n paar mense wat
vashou aan die leer van Bileam, wat Balak geleer het om 'n strik en
'n struikelblok voor die kinders van Israel te stel, om hulle te lok. om
voedsel te eet wat aan afgode geoffer is en om skandelikheid te
beoefen [wat hulleself oorgee aan seksuele ondeugde. Ampc
Openbaring 2:14

(6) 'n Val.

Besoedeling staan as 'n strik wat die lot van mense hokslaan. In
Numeri 23:23 kon Bileam Israel nie vervloek as gevolg van reinheid
nie, maar in Numeri 25:1-3 Terwyl Israel by Sittim (Acacia Grove)
kamp opgeslaan het, het die mans seks met die Moabitiese vroue
begin hê. Dit het begin toe die vroue die mans na hul seks-en-
godsdiens-aanbidding genooi het.
 Hulle het saam geëet en toe hul gode aanbid. Israel het uiteindelik
deelgeneem aan die aanbidding van die Baäl van Peor. God was
woedend, sy woede het uitgevuur teen Israel. Gevolglik het 24 000
mense in 'n oomblik gesterf.
Wat Bileam vloek nie kon bereik besoedeling het dit gekry, teen
goedkoper prys. Dit gee Satan en demone ruimte vir steel, vernietig
en doodmaak..

(7) Hindernis.
Besoedeling staan as 'n hindernis vir die beweging en vloei van die
Heilige Gees in die lewe van 'n Christen.

(8) Versperring.
Dit staan as 'n versperring vir geestelike gawes van die Heilige Gees.

(9) Hindernis.
Dit belemmer geestelike sensitiwiteit en waaksaamheid.

Groot bron van geestelike besoedeling.

(1) Afgodediens die hele volk Israel is daardeur besoedel. Psalm 106:38.

(2) Sluit aan by 'n geheime kultus of kampuskultus.

(3) Beskerming van onskuldige bloed, geheime doodmaak van mense, aborsie en eet van
bloed. Deuteronomium 27:24.

(4) Eet besoedelde kos.

(5) Seks buite die huwelik.

(6) Orale seks en anale seks. Selfs in die huwelik.

(7) Pornografie.

(8) Seks in die droom nie net nat droom nie.

(9) Fisiese demoniese verkragting.

(10) Seks in die droom met geestelike vrou en geestelike man met fisiese nattigheid.

(11) Homoseksualiteit.

(12) Lesbianisme.

(13) Bestialiteit (mens wat seks met dier het)

Geheime bron van geestelike besoedeling.

(1) Eet besoedelde kos in die droomwêreld.
(2) magiese flieks kyk. flieks wat leer hoe om heksery te beoefen,
astrale projeksie, towerspreuke en demone op te roep.
(3) masturbasie.
(4) Lees erotiese roman en tydskrif.
(5) die beoefening van telefoonseks.
(6) kyk na x-gegradeerde flieks.
(7) goddelose verbeeldings.
(8) verkeerde geselskap hou ek bedoel sondepatroon-ers.
(9) seksgesels.
(10) Lus.
(11) seksuele fantasie
(12) Gruwelflieks
(13) Flieks wat Satan en demone verheerlik.
(14) Naakfoto's.
(15) Horoskoop.
(16) Harde dwelms.
(17) sigarette.
(18) Seksspeelgoed.
(19) Seksueel supergelaaide atmosfeer soos streepdansklub.
(20) Nagpartytjie of wilde partytjie.
(21) Alkoholiese verbruik.
(22) Sterk drankies of stowwe wat bedwelm.
(23) Tatoeëermerk.
(24) deelneem aan 'n fees wat voorvaderlike aanbidding verheerlik.
Om werklik te verstaan hoe God besoedeling beskou en hoe
irriterend dit vir God is, moet ons sy heilige natuur verstaan.

HOOFSTUK EEN WERKOPDRAGTE.

Beantwoord asseblief die vrae en stuur dit aan e-pos
adres hieronder vir gradering en berading.
pastordonaldonyekaugwu@gmail.com

(1) Is dit nie moontlik om te masturbeer sonder om verbeelding aan
te gryp nie?______ ______ __________ _______
(2) Wat is die verskil tussen 'n harde dwelmverslaafde en
masturbasieverslaafde, met betrekking tot breingedrag?_____ ______

_______ _______ _________

(3) Watter hormone is agter masturbasieverslawing?______ _______

_______ _______ ____

(4) Wat is die newe-effekte op jou eie liggaam nou?______ _______

______ ______ ____________

(5) Watter area staar die grootste uitdaging in die gesig om hierdie
verslawing te probeer stop?______ _____ _____ ___

(6) Is seksuele drang vir jou 'n sonde?

(7) Wat haat jy die meeste omtrent geestelike implikasies van
masturbasie?_____ _____ _____ _____
(8) Tussen masturbasie en wellus, wat is gevaarliker?_____ ___

_______ ______ __________

(9) Hoe definieer jy besoedeling in jou eie terme?_______ ______

_______ ______ ________

(10) Vra drie vrae wat jy het oor masturbasie______ ______ ______

____

(11) Wat het jy uit hoofstuk een geleer wat jy nie voorheen ken
nie?_______ ___________ _______ ______ ________ ______ _____

(12) Wat is die dinge wat jy uit hoofstuk een geleer het wat jy van
nou af op jou lewe gaan toepas?______ ______ ______ ________ _____
(13) Noem tien bronne van geestelike besoedeling?

______ _____ _____ _____ _____ _____ _____ ______

(14) Wat het jy nie geleer nie, oor hoe besoedeling Satan en demone
bemagtig.________ ______ ____ _______ ______ _____ _____ _____

______ _____ __

(15) Noem vyf ander seksuele praktyke wat in die Bybel verbode
is?_____________ ______ ________ _____ ____ _________
(16) Lys vyf dinge wat geestelik besoedel kan word?______ ______

______ ___ _______ _______

HOOFSTUK TWEE.

Heilige Natuur van God.

"1 In die jaar van koning Ussia se dood, het ek die Here sien sit op 'n troon, verhewe en verhewe, met sy kleed wat die tempel vul. 2 Serafs het bo Hom gestaan, elkeen met ses vlerke; met twee het hy sy gesig bedek, en met twee het hy sy voete bedek, en met twee het hy gevlieg. 3 En die een het na die ander geroep en gesê: Heilig, heilig, heilig is die HERE van die leërskare, die hele aarde is vol van sy heerlikheid. 4 En die fondamente van die drumpels het gebewe vir die stem van hom wat uitgeroep het, terwyl die tempel vol rook was. 5 Toe sê ek:

"Wee my, want ek is verwoes! Omdat ek 'n man van onrein lippe is, en onder 'n volk van onrein lippe woon; Want my oë het die Koning, die HERE van die leërskare, gesien." 6 Toe het een van die serafs na my toe gevlieg, met 'n brandende kool in sy hand wat hy met 'n tang van die altaar afgehaal het. 7 En hy het my mond daarmee aangeraak en gesê: Kyk, dit het jou lippe aangeraak; en jou ongeregtigheid is weggeneem en jou sonde is vergewe." Jesaja 60:1-8. Wie is Jesaja? Kom ons kyk na profetiese profiele

'n Profeet van God. wat die ondergang van Satan in detail openbaar. Esegiël 14:12-15. Hy profeteer oor die volk Israel geestelike blindheid en doofheid. Hy het God se komende oordeel oor Israel uitgespreek, hy het Israel van bloedvergieting beskuldig en hulle rebelle genoem.

Hy het nasies van Israel hoer genoem, metgeselle van diewe, afgodsaanbidders en hy was meer van God se spreekbuis.

'n Nasionale profeet.

'n Groot profeet.

Later internasionale profeet.

Ten spyte van al hierdie kwalifikasie en profetiese insig toe hy God en sy heerlikheid aanskou het, het hy nou sy onwaardigheid en swakheid selfs as 'n profeet van God gesien. dat hy selfs ekstra suiwering nodig het om voor die heerlikheid te staan en sy opdragte voort te sit. Moenie vergeet om in die profetiese amp geroep te word om heiligheid te eis nie. Wat het die profeet gesien wat hom sy eie ongeregtigheid laat sien het?

• God se heiligheid.
Hy het homself vanuit God se perspektief gesien en ontdek dat sy eie heiligheid soos
vuil woede voor die Here.
Dit is vir ons belangrik om daarop te let dat hierdie frase Heilig, heilig, heilig twee keer in die Skrif verskyn het, eerstens Jesaja 6:3, tweede Openbaring 4:8, elkeen van hierdie manne is in openbaring vervoer om sy troon, heerlikheid en heiligheid te aanskou. Albei was bonatuurlik bemagtig om voor sy troon te staan.
Wat beide mans getuig is meer as mans se definisie en begrip van heiligheid.
• dit dui op die volgende-
• Transendensie van sy persoon, na mans se swakheid. Ek bedoel dit is ver bo sonde, besoedeling en onreinheid en te ver bo die mens se definisie van heiligheid. En dit is hoekom, wanneer sy teenwoordigheid in volheid gemanifesteer het, mense begin huil het.
• Onberispelikheid. Dit beteken syne sonder skuld, foutloos, nie aanspreeklik vir sonde nie. En is teen sy aard.
• Geregtigheid. moreel korrek en regverdigbaar.
• Alomteenwoordigheid .. sy hede of 'n effek oral op dieselfde tyd.
• Alwetend. Hy weet alles. Onbeperkte begrip en kennis.
• Ewigheid. Hy het nie 'n begin of 'n einde nie.
• Waarheid. Waarheid word in hom verpersoonlik.

• Reinheid. Geen sweempie van skuld, bose gedagtes, vuilheid en boosheid in hom nie. Besoedeling en sonde het nie toegang tot sy ryke nie.

• Voorsienigheid. Sy vermoë om te onderhou, versorg, leiding oor mens en skeppings.

• Omni Moontlikheid. Die vermoë om dinge uit niks te skep. Heilige wysheid van God. Sy wysheid in die skep van die heelal. Om die planete in die regte posisies te plaas om botsing te vermy. Wat gee die planete wysheid om om die son te wentel?

Wat is die krag agter die draai van die planete? Waarom is die aarde so uniek onder ander planete?

Die oppervlak is 75% bedek met water, genoeg om die aarde se temperatuur te onderhou en te reguleer.

droog nog nie op nie of vries? Hoekom is die aarde nie te naby aan die son en nie te ver daarvan nie? Net in die regte posisie om lewe te onderhou. As dit te naby was, sou dit te warm gewees het om lewe te onderhou en as dit ver, te koud vir die lewe.

Wat hang die aarde in die ruimte op? As gravitasiekrag soos die wetenskap ons wil laat glo, hoekom het dit dit nie veel nader aan die son getrek nie? Die heilige wysheid van God gee verordeninge (wet) aan die hemel (heelal) en die aarde hoe dit moet werk Jeremia 33:25. wat mense wette van die heelal noem.

Om die wysheid van God beter te verstaan, kom ons kyk na die aarde vanuit die lens van ruimtevaarder Eugene Cernan nadat hy 73 uur op die maan deurgebring het en 'n beter uitsig oor ander planete op baie nader afstand gehad het.

"Ek het gevoel dat die wêreld (heelal) net te mooi was om per ongeluk te gebeur. Daar moet iets groter as jy en groter as ek wees," het Cernan gesê "In die skaduwee van die maan." "En ek bedoel dit in 'n geestelike sin, nie 'n godsdienstige sin nie. Daar moet 'n skepper van die heelal wees wat bo die godsdienste staan wat ons self skep om ons lewens te regeer."

In 'n 2006-onderhoud met Astrobiology Magazine het hy gesê dat sy ervaring op die maan amper onbeskryflik was.

"Om daar te wees is 'n noodsaaklike bestanddeel. Dit is dieselfde as om vir iemand te probeer beskryf hoe dit is om op die rand van die Grand Canyon te staan. Of om jou eerste kind te hê. Enige betekenisvolle gebeurtenis wat jy in jou lewe gehad het, is waarskynlik daardie soort ervaring. Dit het 'n persoonlike betekenis, en dit sal vir elke individu anders wees," het hy gesê.

"Maar soms wil mense net 'n beskrywing hê van hoe dit was," het hy voortgegaan, "Die swart lug, die briljant verligte hange van die berge, die helder son, en dan ons Aarde as 'n groot blou albaster wat oor een van die berge hang. Die fisieke gevoel van stap op die maan is soos om op 'n reuse trampolien te stap, tot 'n sekere mate"

Hierdie vraag vir jou, hierdie... Kan hierdie heilige van God in onreinheid woon?

Moenie sy soewereine aard vergeet nie. Hy is nie deur mans verkies nie en ook nie aan enige verantwoordbaar nie.

Die soewereiniteit van God.

Die soewereiniteit van God is gelykstaande aan die heerskappy van God, want God is die soewerein oor die heelal. Die belangrikste element van God se heerskappy is sy beheer, gesag en Alomteenwoordigheid oor alles. Sy beheer beteken dat alle dinge gebeur volgens sy plan, doel en niks verras hom nie.

Gesag beteken dat al sy wette gehoorsaam behoort te word, selfs wanneer dit ons nie pas of sin maak nie. Teenwoordigheid beteken dat ons God se beheer en gesag in al ons lewensterreine teëkom, sodat ons nie van sy geregtigheid of van sy liefde kan ontsnap nie. Inderdaad, die Bybel leer dat God alle dinge beheer.

Hy het 'n ewige plan vir die hele natuur en geskiedenis.

Wanneer God Moses ontmoet in Eksodus 3 en sy naam Yahweh openbaar. God se heerskappy openbaar aan Moses dat God, nie Farao, oor die sake van Egipte en Israel regeer nie.

Die derde eienskap wat God se soewereine heerskappy definieer, is sy verbondsolidariteit met sy skepsele. Maar God se teenwoordigheid is nie net by mense nie. Want God se hele skepping is ook in verbond met Hom:

Hy is die Here van die hele skepping. Sy teenwoordigheid is oral, hy is alomteenwoordig. God beheer nie net alles nie, maar spreek ook bevele uit, woorde van die lewe, wat die voortgaande lewe van sy skepsele genadiglik beheer.

En sy soewereiniteit-aard baar sy morele standaarde vir mans.

God se morele standaard vir die mens.

God het die Tien Gebooie gegee om as 'n standaard van morele
gedrag vir die mensdom te dien. Kom ons gaan vinnig deur en kyk.
3"Jy mag geen ander gode voor my aangesig hê nie.
• 4"Jy mag vir jou geen beeld maak in die vorm van enigiets in die
hemel daarbo of op die aarde hieronder of in die waters onder nie.5
Jy mag jou voor hulle nie neerbuig en hulle nie aanbid nie; want Ek,
die Here jou God, is 'n jaloerse God wat die kinders straf vir die
sonde van die ouers tot in die derde en vierde geslag van die wat My
haat,6 maar liefde bewys aan die duisend geslagte van die wat My
liefhet en my gebooie.
7"Jy mag die Naam van die Here jou God nie misbruik nie, want die
Here sal niemand ongestraf laat bly wat sy Naam misbruik nie.
8"Gedenk die sabbatdag deur dit heilig te hou. 9 Ses dae moet jy
arbei en al jou werk doen, 10 maar die sewende dag is 'n sabbat vir
die Here jou God.

Daarop mag jy geen werk doen nie, nie jy of jou seun of dogter, of
jou slaaf of diensmeisie, of jou diere of enige vreemdeling wat in jou
stede woon nie. 11 Want in ses dae het die Here die hemel en die
aarde gemaak, die see en alles wat daarin is, maar op die sewende
dag het Hy gerus. Daarom het die Here die sabbatdag geseën en dit
geheilig.
12"Eer jou vader en jou moeder, sodat jy lank kan lewe in die land
wat die Here jou God vir jou gee.
13"Jy mag nie doodslaan nie.
14"Jy mag nie egbreuk pleeg nie.
15"Jy mag nie steel nie.

16"Jy mag geen valse getuienis teen jou naaste gee nie.

17"Jy mag nie jou naaste se huis begeer nie. Jy mag nie jou naaste se vrou begeer nie, of sy slavin of diensmeisie, sy bees of donkie, of enigiets wat aan jou naaste behoort nie." Eksodus 20:1-18

Dus, ons kan die Tien Gebooie opsom as 'n vestiging van God se gesag en die belangrikheid daarvan om Hom te aanbid en geen ander nie.

Sodra ons geleer het om God se standaard te respekteer, volg ander vorme van respek, respek vir 'n mens se ouers, respek vir ander se eiendom, respek vir lewe, respekteer seksuele reinheid en respek vir die heiligheid van die huwelik.

Daar is gevalle in ons samelewing waar ons nie hierdie beginsels handhaaf en selfs met minder as respek behandel nie, maar die morele betekenis van die Tien Gebooie is duidelik.

Voordele om in God se morele standaard te lewe.

As Christene is ons 'n koninkryk van priesters en 'n heilige nasie.
Ons moet bereid wees om uit te staan, die prys te betaal om anders te
lyk, en om reëls te hê wat die wêreld nie verstaan nie. Dit is wie ons
is. Ons is God se mense, afgesonder om volgens God se weë te lewe.
As priesters kan ons dus effektief voor hom bedien, en hy kan ook
deur ons bedien.
Die beginsels daarvan is om ons te red van geestelike besoedeling en
besoedeling.
Laat dus in heerskappy oor Satan en sy demone.
Riglyne vir geestelike en fisiese welvaart.
Is die skepper se vaste grond vir elke liggaam wat 'n sondelose,
skuldlose, skaamtelose en minder stres lewe wil agterlaat.
 'n Sekere manier om ons Bevryding te handhaaf, geestelik en selfs
fisies.
Is 'n neerlêpatroon vir elke liggaam wat God wil behaag. En Hy sal
jou vyande in vrede met jou maak.
Is 'n begunstigde van die ewige lewe saam met God. God sal vir jou
'n oorwinning gee.
 Is 'n pad om God se guns te wen.
 Is 'n neerlêpatroon om ons gemeenskap 'n beter plek te maak.

Ten spyte van al hierdie voordele verkies baie steeds om op hul eie
menslike definisie van moraliteit te leef, ek bedoel hoe hulle voel,
dink en meestal om die vlees te behaag. En elke keer leef die mens
onafhanklik van God en sy neergelegde beginsels. Die
onbewustelike sielsryk oorheers die liggaam, siel en geesmens.
Outomatiese vlees natuur manifesteer sonder stryd geboorte
Galasiërs 5: 19-21.

Is opmerklik,

 Die bevele is nie aan 'n vry man uit Egipte gegee nie, maar om 'n gildeman van slawerny en demoniese invloed te red.
En elke keer as die mens probeer om onafhanklik van God te leef, onderwerp hy hom bewusteloos onder demoniese invloed.

• Elke keer verontagsaam en verbreek die mens die gebooie. Hy breek homself geestelik. En die wet van geestelike heining, is wie ook al die heining breek, sapient (demone) sal toegang kry en byt. Vir sommige kom die byt as armoede, ongeneeslike ondiagnoseerbare siekte, verslawings, depressie, ongewenste swangerskap, demoniese onderdrukking en demonisering.

• Die afwesigheid van lig trek duisternis geen middeweg aan nie. As ons nie God wil hê nie (beginsels) dan nooi ons outomaties en onbewustelik duisternis. (Satan en demone)
    • Jy hoef nie in Satan en demone te glo vir hulle om werklik te wees nie.
    • Jy hoef nie die bestaan van Satan en demone te erken voordat jy onder hulle invloed kom nie.
    • Jy hoef nie demone verbaal uit te nooi vir hulle om jou lewe binne te val nie.
    • Demone neem nie ag vir fisiese kwalifikasies, akademiese kwalifikasie, politieke amp of hoogte wat 'n mens in die samelewing behaal het nie.

• Die geestelike ryk beheer die fisiese.

• Demone het altyd toegangspunte (geestelike deure) om die lewe te beïnvloed, dit beteken sonder jou samewerking kan jy nie gedemoniseer word nie.

• Demone is baie intelligenter as mense en is meer.

• Is dit moontlik vir een om gedemoniseer te word en nie bekend te wees nie.

• Demone verkies die menslike liggaam bo lewelose voorwerpe.

• Demone het nie respek vir ouderdom nie, 'n 95 jarige man kan steeds onder slawerny wees.
• Demone het volmaakte haat om menslike redes – die mens is gemaak in die gelykenis van God, die mens is gekonfigureer om toegang te verkry en in fisiese en geestelike realm te woon.
• Demone soek maniere om hulle onderdane te beheer en te heers.
• Demone neem nie toestemming voordat hulle hul slagoffer verslaaf nie.
• Onkunde oor operasies en die bestaan van demone vrystel nie 'n persoon van hul aktiwiteite nie.

• Lig ontwapen die duisternis.

Bedrywighede van demone in die Bybel.

Demone van stomheid.
Jesus was besig om 'n demoon wat stom was uit te dryf (Stomheid)
Toe die demoon weg is, het die man wat stom was gepraat, en die
skare was verbaas. Lukas 11:14
Hulle is demone spesifiek in beheer van stomheid of stom.

Demone van Epileptiese.
Here, wees my seun genadig, want hy is 'n epileptiese en hy ly
verskriklik; want dikwels val hy in die vuur en dikwels in die water.
16 En ek het hom na jou toe gebring
dissipels, en hulle kon Hom nie genees nie." 17 En Jesus antwoord:
"O ongelowige en verdraaide geslag, hoe lank sal Ek nog by julle
wees? Hoe lank moet ek jou verdra? Bring hom hier na my toe." 18
En Jesus het hom bestraf, en die duiwel het uit hom uitgegaan, en die
seun is dadelik genees. Matteus 17:15-18 Hier sien ons demoon van
epilepsie in aksie.

Demone van blindheid en stom.
Toe bring hulle vir hom 'n duiwelbesete man wat blind en stom was,
en Jesus het hom gesond gemaak, sodat hy kon praat en sien.
Matteus 12:22 Weer was demone agter die blindheid en doofheid, en
na sy genesing kon hy normaal sien en hoor.

Demone van kranksinnigheid.
En die mense het uitgegaan om te sien wat gebeur het. Toe hulle by
Jesus kom, kry hulle die man van wie die duiwels uitgegaan het, wat
by Jesus se voete sit, geklee en by sy volle verstand; en hulle was
bang. Lukas 8:35

Demone van stuiptrekkings.

Selfs terwyl die seun kom, het die demoon hom in 'n stuiptrekking op die grond neergegooi. Maar Jesus het die onrein gees bestraf, die seun genees en hom aan sy pa teruggegee.
Lukas 9:42

Demone van swakheid (siekte)

 En daar was 'n vrou wat al agtien jaar lank 'n gees van krankheid gehad het; sy was vooroor gebuig en kon haarself nie heeltemal regmaak nie.

   12 En toe Jesus haar sien, roep Hy haar en sê vir haar: Vrou, jy is verlos van jou swakheid. 13 En hy het haar die hande opgelê, en dadelik het sy regopgestaan, en sy het God geprys.

      Lukas 13:11-13.

Gelowiges het mag en gesag oor demone.

Toe Jesus die Twaalf bymekaargeroep het, het Hy aan hulle krag en gesag gegee om alle demone uit te dryf en siektes te genees, Lukas 9:1.

Demone onderwerp hulle aan hoë gesag.
Die twee en sewentig het met blydskap teruggekeer en gesê: "Here, selfs die demone onderwerp hulle aan ons in u Naam." Lukas 10:17. Demone erken gelowiges se gesag en ken diegene wat nie gesag het om hulle uit te dryf nie.
13 Sommige Jode wat rondgegaan het om bose geeste uit te dryf, het probeer om die Naam van die Here Jesus aan te roep oor dié wat deur duiwels besete was. Hulle sou sê: "In die Naam van die Jesus wat Paulus verkondig, beveel ek jou om uit te gaan." 14 Sewe seuns van Skeva, 'n Joodse hoofpriester, het dit gedoen. 15 Op 'n dag het die bose gees hulle geantwoord: "Jesus, ek ken, en ek weet van Paulus, maar wie is julle?" 16 Toe het die man met die bose gees op hulle gespring en hulle almal oorweldig. Hy het hulle so 'n pak slae gegee dat hulle kaal en bebloed by die huis uit gehardloop het Handelinge 19:13-16.

Satan en demone veroorsaak beproewings.
Die Satan het toe weggegaan van die aangesig van die Here af en Job getref met pynlike swere van sy voetsole af tot by die skedel van sy kop. Job 2:7.
Demone is lief vir die menslike liggaam met passie.
43 "En as die onrein gees uit 'n mens uitgegaan het, dwaal hy deur waterlose (droë, dorre) plekke op soek na rus, maar hy vind dit nie. 44Dan staan daar: 'Ek sal teruggaan na my huis waaruit ek gekom het.' En wanneer dit aankom, vind hy die plek onbewoon, gevee en

in orde. 45Daarna gaan dit en bring sewe ander geeste slegter as
hyself, en hulle gaan in en woon daar. En die laaste toestand van
daardie man word erger as die eerste. So sal dit ook wees met hierdie
goddelose geslag." Matteus 12:43-45.

Demone het geledere en klas.
Want ons stry nie teen vlees en bloed nie, maar teen die owerhede,
teen die magte, teen die wêreldheersers van hierdie huidige
duisternis, teen die geestelike leërskare van goddeloosheid in die
hemele. Efesiërs 6:12.

Demone soek herbetreding.
Toe Jesus sien dat 'n skare vinnig [om hulle saamdrom], het Hy die
onrein gees bestraf en vir hom gesê: Jou dowe en stomme gees, Ek
beveel jou: Gaan uit hom uit en gaan nooit weer in hom in nie!

Demone het geestelike intelligensie.
11 Elke keer as die onrein geeste Hom sien, het hulle voor Hom
neergeval en uitgeroep: U is die Seun van God! 12 Jesus het hulle
[keer en weer] ernstig gewaarsku om nie te vertel wie Hy is nie.
 Markus 3:11-12.

Ander soorte demone.

Gees van die dood.

Gees van vraat.

Gees van verleiding.

Gees van verslawings.

Voorvaderlike gees.

Gees van masturbasie.

Toordery gees.

Familie afgod gees.

Gees van vloek.

Wellus gees.

Gees van beperkings.

Okkultiese gees.

Mariene gees.

Armoede gees.

Seksuele perversie gees.

Gees van geestelike armrubber.

Woestyngees.

Graf gees.

Jool gees.

Slak gees.

Blokkerende gees.

Moniteringsgees.

Nag spysenier gees.

Geestelike boggelrug gees.

Gees van slegte geluk.

Gees van onvrugbaarheid.

Gees van lek sakke.

Bose ouderlinge gees.

Gesinspatroongees.

Ens.

Dit verg gesag in Jesus se naam om demone te onderwerp ('n einde te maak aan hul aktiwiteite) en hulle uit te dryf.

17 Die sewentig het met blydskap teruggekom en gesê: Here, selfs die demone is in u Naam aan ons onderdanig! 18 En Hy sê vir hulle: Ek het Satan soos weerlig uit die hemel sien val.

19 Kyk, Ek het aan jou gesag gegee om op slange en skerpioene te trap, en oor al die mag van die vyand; en niks sal jou seermaak nie. Lukas 10:17-19.

Basiese dinge wat ek uit die bedrywighede van demoon waarneem, is soos volg-

(1) Demone verkies om in die menslike liggaam of dier te woon. hulle het geen fisiese manier om hulself uit te druk nie, behalwe deur menslike of dierlike agente.

(2) Hulle het die mag om mense se karakter, gedrag en redenasie te beïnvloed.

(3) Hulle is territoriaal van aard, hulle assosieer met sekere geografiese liggings.

(4) Demone is nie onderhewig aan fisiese hindernisse van die natuurlike wêreld nie.

(5) Hulle kommunikeer met mekaar. Hulle kan met mense praat deur 'n menslike onderwerp.

(6) Elke bose gees het 'n aparte identiteit.

(7) Hulle onthou en maak planne. Hulle kan 'n persoon verlaat, terugkom of beplan om weer in te gaan.

(8) Demone kan buite of binne 'n menslike liggaam bestaan.

(9) Hulle kan die toestand van 'n beoogde slagoffer evalueer en voordeel trek uit hul kwesbaarheid en onkunde.

(10) Hulle verskil in grade van goddcloosheid.

(11) Hulle kombineer wel kragte.

(12) Hulle het die vermoë om mense se emosies te beheer.

(13) sterk wilskrag kan nie demoniese invloed weerstaan nie.

(14) Hoë beginsels en wyse besluite kan nie demone beveg of hul opdragte stop nie.

(15) Hierdie geeste is agter die meeste van die affiliasies wat ons as mediese of geestesversteurings noem.

(16) Hierdie gees sit meestal agter dwelmverslawing, onbeheerbare seksuele drang, onbevredigende lus vir pornografie, ongeluk-geneigde en onbeheerbare seksuele gedagtes.

(17) Hulle het die vermoë om goeie sedes te verander as hulle die kans kry.

(18) Hulle is goed georganiseer en hou by hul opdragte.

(19) Hulle waardeer geestelike rangorde en respekteer dit.

(20) Demone het verskillende maniere om te werk.

(21) Menslike idees kan slegs gevalle bestuur wat demonies van oorsprong is, maar kan dit nie genees nie.

(22) Hulle menslike slagoffer is hulpeloos sonder die ingryping van God se krag.

(23) Die geestelike realm beheer die fisiese realm.

(24) Die beste manier om hulle invloed te vermy, is om weg te bly van besoedeling.

(25) Die beste manier om demone te hanteer, is om hulle van hulle toewysings te ontwapen en hulle dan uit te dryf.

(26) In die uitdryf van demone moet jy spesifiek wees oor watter demoon jy wil uitdryf. Bv, daar is 'n verskil tussen die demoon van masturbasie en die demoon van vraatsug. So as ek met 'n masturbasie demoon te doen het, sal ek so bid, jou demoon van masturbasie ek neem gesag oor jou in die naam van Jesus ek bind jou en dryf jou uit met 'n harde geroep.

HOOFSTUK TWEE WERKOPDRAGTE.

Beantwoord asseblief die vrae en stuur dit aan e-pos
adres hieronder vir gradering en berading.
pastordonaldonyekaugwu@gmail.com

(1) Wat het jy uit die heilige natuur van God verstaan?______ _____

____ ______ ______ __________________ _____ ______ ______

(2) Het jy gedink hierdie heilige God sal onreinheid (masturbasie) in
sy teenwoordigheid toelaat?

______ ______ ______ ______ ______ __

(3) Het jy gedink God se morele standaard is van toepassing
aan hierdie moderne generasie?______ ______ ______ ______ _____

______ ______ _____ _____ ______

(4) Noem vier redes waarvoor jy dink die wet gegee is?______

______ _____ ______ _____

(5) wat het jy onder die wette van geestelike verskansing
verstaan?______ ______ ______ ______ ______

(6) Noem drie voordele van die lewe in God se morele
standaard?______ ______ ______ _____ _____ _____

(7) Noem vier dinge wat jy uit die operasies van demone geleer
het?______ ______ ______ _____ ______ _____ ______

(8) Wat het jy persoonlik oor demoon gedink?____ _____ _____

____ ______ _____ ______

(9) Watter van die demoon, het jy die meeste gehaat?____ _____

______ ______ ______ ____ ______

(10) Lys 10 tipes demone of bose geeste wat in hierdie boek genoem
word?______ ______ ______ _____ ______ ______

____

(11) Wat is jou persoonlike ervaring met demoon?______

______ _____ _____ ______ ____

(12) Wat maak dat die gelowige in Christus Jesus mag en gesag oor demone het?______ ______ ______________ _________ _________

____

(13) Dink jy sterk wilskrag, sterk beginsels of nuwejaarsvoornemens kan demoniese invloed bekamp as die persoon sondige daad pleeg?______ _______ _______ ______ _______ ___

HOOFSTUK DRIE.

Ervaring van diegene wat aan masturbasie verslaaf is.

"Ek het hierdie afgryslike daad vir 20 JAAR gedoen en het net soos onlangs uitgevind al die vernietigende resultate wat dit op jou verstand, sielkundige gesondheid en jou liggaam het. Vir ENIGE sogenaamde 'dokter' of 'deskundige' om dit te waag om te leer en te verduidelik dat hierdie sonde, hierdie groot onreg eintlik goed vir jou is – mag die Here God genadig en regverdig met daardie persoon of persone handel.

Hierdie afskuwelike daad veroorsaak nie net laer spermtellings nie….kyk wat dit aan die persoon doen: depressie, skuldgevoelens, skisofrenie, dofheid van intellek en begrip, gevoelens van waardeloosheid, hoogs ongebalanseerde senuwees en bui….hierdie is net 'n PAAR van die lang vernietigende resultate.

Baie, insluitend myself, is herhaaldelik keer op keer vertel hoe ongesond hierdie daad is. Vir een is dit 'n groot en aanstootlike sonde teen God en jou eie liggaam.
 Pornografie is ook vernietigend, want dit verwoes verhoudings en die moontlikheid om 'n werklik gelukkige en gesonde een te handhaaf. Hou op om te kyk hoe dit jou in die daad laat voel.
Oorweeg- OORDENK!!- WAT DIE LANK, MOONTLIK BLOUENDE EFFEKTE DIT OP JOU GEDEELTE EN GESINDHEID EN INTELEK HET.
Soos baie, het ek die waarskuwings geïgnoreer omdat ek nie die vernietigende resultate wat dit in my gedagtes gehad het, gesien en ten volle begryp het nie! Nou moet ek adderall xr neem omdat ek 'n slegte fokus en angsprobleem het.

Ek kan nie fokus of dinge waarneem op die manier waarop God my brein geskep het om te kan nie. Ek het hulp nodig" van .. JOHN.

"My verslawing het op die ouderdom van 13 begin toe 'n ou in die pad vir my 'n asblik vol pornografiese tydskrifte gegee het. Die masturbasie het gekom op die ouderdom van 15. Die verbruik het in my middel tot laat 20's en 30's begin met uitstappies na ontkleeklubs en 'n swingersklub. Ek is nou 50.
 My lewe is redelik geslaan en soveel is verlore. Ek woon alleen, in 'n afgesonderde area. Alhoewel ek kollege gegradueer het, werk ek teen 'n minimum betalende werk. Ek probeer nou al 8 jaar ophou. Ek het saam met 'n vriend 'n verslawingklas by 'n kerk geneem. Dit gaan baie beter en ek is vasbeslote om los te kom. Dit is egter moeiliker om nie iemand te hê wat ek aanspreeklik is nie.
Ek moet meer na daardie situasie kyk. Ek wens regtig hierdie inligting sou 'n paar dekades gelede beskikbaar gewees het. Maar ek weet nie of ek dit in elk geval sou gelees het nie. Ek was diep. Ek lees steeds op oor die gevolge, die inligting is so nuttig in hierdie stryd om die siel, en twyfel nie, dit is 'n stryd om die siel. Die moeilikste deel is wanneer jy uit die mistigheid kom, en jou brein opklaar, word jy bewus.

Bewus van al die tyd wat gemors is op hierdie vieslike verslawing. Ek het gehoor dat dit gesê word, SONDE SAL JOU ALTYD VEEL VOER AS WAT JY WOU GAAN – DIT SAL JOU LANGER HOU AS WAT JY BEDOEL HET OM TE BLY – EN DIT SAL JOU BAIE MEER KOS AS WAT JY BEDOEL OM TE BETAAL.
My prys was astronomies hoog, ek het nie veel oor in my lewe nie, maar God het my een ding gegee om aan vas te hou, hoop."

van…. DENNIS.

"Dit is nie maklik nie. Ek wil regtig ophou!!! maar dit lyk na 'n Herculiese taak.
Ek is 32 en ek moet sê vir 20 jaar lank hou hierdie sonde my vas. Ek het probeer stop, maar ek gaan altyd terug daarna. Ek is as kind (5/6 jaar) onbehoorlik aangeraak en het deur die hele skool met seksuele gedagtes gesukkel, dit het gegradueer tot die gebruik van sagte voorwerpe, en daarna het dit na pornografie gegradueer.

 Dit is skrikwekkend. Ek weet dat dit 'n groot sonde is, die hel is werklik, maar ek weet nie hoe om op te hou nie?. Ek het my jeugpastoor daarvan vertel en hy het vir my gesê sodra ek getroud is, sal ek Dit stop (ek het 'n seksuele verbond met God aangegaan om nie te masturbeer of voorhuwelikse seks te hê nie), ek het selfs 'n vloek op myself geplaas, en gedink dit sal my afskrik (Ek het gesê as ek masturbeer, mag God my onvrugbaar maak).
Ek het nie met enige man geslaap totdat ek getroud is nie....Ek het geweet God wou my rein as 'n jong meisie hê, ek het nie rondgemors nie - met 'n maagd getrou (wat masturbeer). Vandag is ek getroud met 2 kinders (God was genadig, hy het my steeds kinders gegee en die vloek wat ek op myself geplaas het, ignoreer), maar dit is steeds daar.

Die Vrees vir die hel keer my soms. (1kor 6:9 9Of weet julle nie dat die onregverdiges die koninkryk van God nie sal beërwe nie?
Moenie dwaal nie;
 geen hoereerders of afgodedienaars of egbrekers of vroulikes of homoseksuele mense, 10nog diewe of gierigaards of dronkaards of kwaadsprekers of swendelaars sal die koninkryk van God beërwe).
Dis skrikwekkend om vir ewig van God geskei te wees, ek weet die gevolge is groot. Ek het hulp nodig"

van…. KOSBAAR.

"Ek is al meer as 15 jaar verslaaf aan pornografie en masturbasie, is daar enige manier om hierdie slegte gewoonte te stop? Ek het baie keer probeer om dit te stop, maar almal het misluk. Die langste tydperk van voorkoming om pornografie te kyk en te masturbeer was een maand. en ek het gedurende die dae depressief gevoel met proewe om masturbasie te voorkom. thx verskoon my vir my slegte Engels." van ... François.

"Ek het die video gekyk, jou brein oor pornografie, die boek gelees, die pornografiese kring en ek het redelike kennis gekry oor hoe pornografie en masturbasie ons verstand en liggaam bederf. Dankie aan julle mense wat die lig op hierdie onderwerp werp. Maar, ek het steeds die probleem. Ek is al 15 jaar pornografie en masturbasie verslaafde, het duisend keer probeer ophou en misluk. Wanneer ek in die versoeking kom, help die kennis van breinchemikalieë my nie om op te hou masturbeer nie. Is daar enige praktiese ding om die sterk drang te oorkom? help my asseblief …" van … DANLADI.

"Ek baklei ook met hierdie sondige begeertes maar tevergeefs, vandag is my 4de week van ophou met masturbasie, maar ek ervaar geen verandering van hoe dit 'n groot verlies aan my geheue en intelligensie gelaat het nie, ek voel so uitgeput. hierdie gewoontes het gemaak dat ek my eindeksamen vir ongeveer drie keer gedruip het. Dit maak my regtig pyn, en soms voel ek om selfmoord te pleeg. Help my asseblief. Ek haat myself nou regtig. Ek het jou regtig dringend nodig." van.. DANNY.

"Ek het sedert 2002 pornografie gesien. In hierdie jaar het ek hoërskool betree. Een aand het ek die porno-webwerf oopgemaak en die sexy beelde gesien. Daarna het ek die sexy fliek en beeld tot nou toe gesien. Ek probeer die sexy video uitvee, en rapporteer die sexy webwerf aan die Chinese regering.

 Omdat ek myself nie kan keer om sexy video's, beelde en teleboeke te sien nie. Ek het nog nie 'n meisie nie. Ek is 30 jaar oud, Geen meisie in 30 jaar nie. Nadat ek pornografie gekyk het, masturbeer ek. Ek sal later meer met jou gesels.
As jy gevind het, ondersteun my asseblief. Ek sal die klas in my stad, in Changsha, oopmaak om ander mans te leer hoe om die pornografie en masturbasie gewoonte te verbreek. Sien uit na jou antwoord.

van....宇轩 (Yǔxuān)

"Ek het op jou artikel afgekom en ek bid vir genesing en bevryding van masturbasie en pornografie. Ek sukkel met albei vandat ek jonk was, ten minste 6 jaar oud. Die Here het my gered toe ek 25 was - ek is al meer as 20 jaar getroud, maar ek sukkel steeds met albei. Ek is moeg vir die skaamte en die skuldgevoelens en wil so graag vry wees" van...... JANET.

"Ek het na hierdie platform gekom omdat ek moeg is vir hierdie gevoel van hoe dit lyk, om 'n slaaf in kettings van masturbasie te wees of beheer te word soos 'n marionet. Ek is negentien, ek weet wat reg en verkeerd is, tog doen ek dit in elk geval. Ek wil dit stop. Dit het op die ouderdom van 8 begin en sedertdien word dit erger. Dit lyk of dit sterker word soos ek ouer word, die begeerte na die seksuele dryfkrag. en ek wil wel in iemand vertrou om my te help verstaan, ook om dit te oorkom." van ..... BOB

"Asseblief, ek het hulp nodig. Ek weet hoe sleg pornografie is en voel kwaad, veral oor die fetisj-daad wat uitgevoer word net sodra ek daardie begeerte bevredig.

Maar ek gaan net nog terug.

Ek is 'n 23-jarige programmeerder (so ek het altyd internettoegang).

Dit verwoes my lewe en ek is bang dat dit my sekslewe sal verwoes wanneer ek trou. Ek voel so skuldig daarna dat die skuldgevoel selfs siekte kan naboots maar ek weet dis die skuld. Maar ek gaan steeds terug. Help my asseblief. "   van…. ANGELA

"Ek het niemand anders aan wie ek dit wil bely nie, behalwe die anonimiteit van die web en God.

Ek was goed sedert die begin van die jaar, en toe gister en netnou het ek seks met myself gehad en ek wens ek kon net tyd terugspoel.

Ek voel aaklig, en dat slegte dinge nou sal gebeur, maar ek probeer positief bly. Is daar 'n gebed wat ek kan sê wat my sal help om die vergifnis wat God gee te voel" van ….. ANN.

"In my situasie is ek al 13 jaar selibaat en het ek 'n baie hoë seksdrang. Ek het my ginekoloog besoek en ek is meegedeel dat my vlakke normaal is. Ek verlang na 'n man, maar tot daardie tyd het ek die drang om daagliks te masturbeer. Ek is in 'n daaglikse stryd om hierdie drang te weerstaan, maar dit is baie moeilik.

Ek het sedert Januarie 2020 nie gemasturbeer nie en dit is so moeilik. Ek sal erken dat ek romanse flieks kyk (nie pornografie nie), maar naby, wanneer ek die begeerte voel.

Ek voel dadelik skaam en weet dat dit nie vir GOD behaag nie. Ek het ook 'n tienerdogter en ek wil haar nie teleurstel nie. Ek bedoel,

hoe kan ek haar help met stryd wat sy in die gesig staar wanneer ek
my eie aanpak. Ek probeer so hard om sterk te bly vir haar en om 'n
positiewe rolmodel te word. Hou my asseblief in julle gebede, want
ek glo wellus is die grootste probleem. Enige raad sal baie waardeer
word"

van….. HADIZA.

"Ek is 23 jaar oud, enkellopend, en ek verval steeds weer in
dieselfde gewoonte om myself te behaag. Dit is baie frustrerend,
want ek sal dit doen en dan skuldig voel. Vra om vergifnis. Wees
dan in orde vir 'n paar weke of dae, en gaan dan terug na dieselfde
siklus. Eerlik gesê, ek is nie seker of ek die regte gebed bid of dat
God moeg word daarvoor dat ek dieselfde ding doen en my in my
sonde laat val nie. Ek haat die houvas wat hierdie gewoonte oor my
lewe het.
 Ek wil ophou, so erg, maar ek weet nie hoe nie. Ek vind dat
wanneer ek alleen is, dit is wanneer ek dit gewoonlik doen, want ek
weet dat daar niemand is om te onderbreek nie en ek voel dat dit 'n
"groot geleentheid" is om dit te doen. Ek hoop net iemand kan vir
my bid en enige raad gee wat hulle het. Ek wil regtig aanbeweeg...
Ek voel dat hierdie gewoonte die seën van 'n man/kêrel weerhou wat
vir my wonderlik kan wees" van ….. LOVINA.

"Ek het nog nie probeer om die reis/stryd te deel nie, dit is moeilik
om te erken dat ek so 'n ondeug het, ek voel ek moet die krag hê om
dit op my eie vir goed te stop, maar tog is ek hier"

van…. BRUIN

"Masturbasieverslawing het my soveel dinge in die lewe laat
verloor, ek was stil, teleurstelling, vertraging tot sukses, probleme
het begin intree, dit het amper my sekslewe verwoes. Dit het my
gesondheid beïnvloed, want ek was altyd swak, ek het hartbrand,

brandende ongemak in my buikstreek, pyn in my penisstreek. Dit het my as 'n Christen akademies, finansieel, moreel en geestelik geraak. Ek moes dit stop, want ek het reeds die reperkussie gesien, dit was so moeilik vir my om dit te stop, ek het probeer bid en vas, maar dit het nie gewerk nie, ek het 'n paar artikels aanlyn gegoogle oor hoe om masturbasie te stop, dit het gewerk, ja dit het gewerk, maar ek het gevind dat ek dit weer doen na 2 maande van onthouding. Help asseblief" van .. TONY.

"Sekerlik. Ek is getroud. En ek het my gesin deur pyn en beproewinge geplaas omdat ek verslaaf was aan pornografie sedert die ouderdom van 4.

 40 jaar later het ek my huwelik en gesin verwoes, nadat ek my kinders 'n aantal kere per ongeluk aan pornografie blootgestel het en my werk 'n paar jaar gelede verloor het. Nou is ek geskei van my vrou van 20 jaar en sy het vir my gesê dat sy van egskeiding praat. Dit het so lank geneem vir my om ernstig te raak oor my verslawing, en ek hoop en bid dat die jong here wat op hierdie platform kommentaar lewer, die pad af kan kyk en dieselfde dinge in hul lewens kan sien gebeur as hulle nie God se ware pad vir lewe NOU. Moenie jou lewe en ander se lewens verwoes voordat jy uiteindelik besef dat dit net nie die moeite werd is nie. van.... GEORGE.

"Ek het as jong vrou hiermee gesukkel sedert ek 14 was. Ek is nou 23, en ek hou verband met alles wat geskryf is. Daar is net soveel skaamte verbonde aan wyfies in hierdie konteks, ek weet dit is die vyand wat ons probeer stilmaak, en dinge verborge hou, maar ek sal nie meer daarvoor staan nie. Ek was op my knieë in gebed, en ek masturbeer eerlikwaar nie so gereeld nie, maar wanneer ek dit doen, is ek verpletter. So, weet iemand toevallig van enige vroulike aanspreeklikheidsgroepe? Weereens dankie vir die plasing hiervan. Meer vroue behoort gemaklik te voel om hiervoor op te staan! Amen en nogmaals dankie" van....CHIOMA.

"Ek voel net so skuldig oor hierdie daad. Ek was 'n nuwe bekeerling, maar ek masturbeer elke keer as ek huil en voel skuldig dat ek in 'n byeenkoms van broers was. Ek voel ek is die ergste sondaar. Wat 'n lewe... Wat as ek nou sterf, waar sal ek myself in die hel bevind? Wie sal my ooit hieroor opvoed en dissiplineer. Dit het vir my 'n groot probleem geword en ek is alleen in die donker". van …. Louis.

"Ek is 'n 25-jarige vrou en het masturbasie gevind op die ouderdom van 13, dit was eers lekker, maar het gou besef hoe erg dit was en het probeer ophou, maar was verslaaf.. het die oomblikke gehad om te sê ek is klaar met jou masturbasie en sal leef van nou af vir God, het 'n kalender vir elke suksesvolle dag gemerk, maar sou uiteindelik op 'n sneller afkom wat ek gedink het Satan wou hê ek moet vind en verplig sou wees om dit weer te doen..dis asof die gewoonte met geweld by die altaar en ek hou aan om dit te vertel dat dit verby is, maar dit hou my as sy maat..Ek voel dwaas om in hierdie strik te trap en dink dit was wonderlik, ek wil perfek wees vir die Here, maar ek is gebonde aan hierdie walglike gewoonte" van…. ANNETTE.

"Ek het op 'n vroeë ouderdom masturbasie gevind. Dit is moeilik om op te hou, want dit is so maklik … ek het gedink as ek dit vir my vriend wys, kan hy my help om dit te stop, maar nou is hy verslaaf .." van …. ARTHUR.

"Dankie vir jou eerlikheid. Ek sukkel al jare met masturbasie en ek bid ook en kan daarsonder gaan. Dan kom ek weer in die versoeking. Bid asseblief vir my vryheid en bevryding. Ook as iemand aanbevelings het vir Christelike terapeute of groepe sal ek dit waardeer" van.. JOHNSON.

"Ek voel ek het nêrens om te draai nie en ek voel of ek nie hard genoeg bid nie! Dit is asof my begeerte om te sondig groter is as my begeerte om God te behaag. Ek het regtig hulp nodig! Bid asseblief vir my! Ek weet dat God sê hy sal 'n ontsnappingsweg maak sodat ons dit kan verduur, maar wat is daardie weg van ontsnap? Ek probeer verse herroep en bid tydens versoeking, maar dit werk nie! Ek word oor 2 jaar 20 en masturbeer al vandat ek 11 is. Ek moet en wil ophou maar ek kan my nie asseblief help nie" van..UMEMA.

"Ek is nie 'n vrou nie, ek is 13 en het hierdie probleem sedert ek 8 was, net omdat iets met my gebeur het om nie genoem te word nie. Ek probeer berou hê, maar my probleme word net erger en ek wil nie hê my familie moet weet nie maar ek moet vir iemand soos ons biskop sê maar ek is bang en ek wil ophou help my asseblief kan jy dalk help" van.. JOHNNY.

"Dankie vir hierdie platform. Ek is ook 'n maagd wat wag vir die man wat God vir my het. Ek glo wel dat masturbasie 'n sonde is, dit is om iets te neem wat bedoel is om tussen twee mense te wees en dit selfsugtig te maak. Selfsug is 'n sonde. Ek dink ook nie dit is "lieflik en suiwer" nie.
Ongelukkig het ek vasgevang in hierdie sonde en dit het my skaam gemaak en my kommunikasie met God afgesny. Ek wil ophou en ek gaan doen wat hierdie artikel bespreek het. Dankie vir jou woorde! Die Here wil hê ek moet hierdeur kom en ek sal! " van .....
ADRIENNE.
  "Ek is 'n Christen vandat ek 8 jaar oud was en ek is nou 14 ... Ek was nog altyd rondom 'n soort seksuele aktiwiteit my ouers was sterk in dit sowel as my broers en susters ... Ek het altyd gebid dat die Here my sal help oorkom dit, ek ken my swakhede en weet ook dat wanneer ek dit doen, sê die Here dit is my kind en ek is teleurgesteld in haar..

. Ek het nog nooit seks gehad nie, maar ek het pornografie opgesoek, en ek het myself geslaan daarvoor … Dit is asof ek daardie aand bid en die Here vra om my krag te gee om dit te beveg, maar die volgende dag vind ek dat ek dit weer doen … Ek verstaan nie hoe ek so jonk kan wees, maar met iets so groot kan baklei nie … As jy kan my asseblief e-pos en wenke gee.” van.. DEBBY.

“Ek het ERNSTIGE hulp nodig!!! Ek het vir myself 'n GROOT gat gegrawe met hierdie masturbasieprobleme en pornografieverslawing. Dit beïnvloed my konsentrasie en, bowenal, my geestelike lewe. Ek sou Is iemand daar, vir die liefde van God? “

van ….. AMINU..

“Ek is 18 jaar oud en het pas met Kollege begin. Ek het my hele lewe lank in die kerk grootgeword en eintlik is my pa 'n pastoor. Ek sukkel al met masturbasie vandat ek 12 was. Ek het opgehou masturbeer toe ek so 16 was, maar het dit ongelukkig onlangs weer opgetel en erger as ooit. Ek het nog nooit daaraan gedink as 'n verslawing tot hierdie jaar nie. Ek wil hierdie stappe volg wat jy gegee het, maar ek weet nie of ek iemand het om regtig mee te praat nie. Jy sien, omdat ek 'n dominee se dogter is, voel ek dat ek met niemand hieroor kon praat nie, selfs nie my jeugpastoor of my ouers nie. Ek het na pornografie gekyk toe ek 12 was en omtrent 'n jaar gelede het ek dit vir my ma vertel en sy het baie bekommerd gelyk. Ek voel asof ek niemand het om mee oor my probleme te praat nie”.

van…. HELEN.

"Ek waardeer jou opreg hiervoor...
Ek masturbeer al vir die afgelope 7 jaar en ek dink dit het my lengte
beïnvloed, want my junior broer is baie gesonder en langer as
ek...Asseblief, ek moet hierdie gewoonte stop... ek wil nog lank
groei. van... OKECCHUKWU.

 Ek is nou al vir 10 jaar in pornografie en masturbasie. Eerlik, ek wil
dit ophou, maar ek vind altyd dat ek teruggaan daarna. Wanneer ek
toegang tot die internet het en ek alleen is, moet ek soveel
pornvideo's besoek en aflaai. Dit raak my akademici en geestelike
lewe. Wat moet ek doen?

van … VREUGDE.

"Ek ly aan masturbasie vandat ek kan onthou. Alhoewel ek nie
geweet het dit was wat dit was toe ek 'n kind was nie. Toe ek op
hoërskool kom, was ek tien en dit is toe dat ek geweet het wat ek
doen. Later het ek ook na pornografiese materiaal begin kyk.
Asseblief, ek het probeer en probeer stop met geen oplossing nie. Ek
weet dit is sonde en ek het hulp nodig. Nie een van die aanlyngroepe
wat ek ken is gratis nie en ek het hulp nodig. Antwoord asseblief"

van … ZALANI.

"Ek is 'n vrou van die ouderdom van 30 ... Ek het hierdie selfie-ding
vir die afgelope 10 jaar gehad ... Ek probeer beheer, maar kan nie ...
Ek dank God eintlik dat ek baie goeie ouers het en 'n baie goeie
liefdevolle man het ... Ek weet nie hoe ek in hierdie vuil gewoonte
gekom het nie... Die belangrikste ding is dat ek op die ouderdom van
27 getrou het en ek het nog nie 'n baba gehad nie...

Ek voel skuldig dat God my weens hierdie vuil gewoonte straf... So ek het nog nie 'n baba nie ... ek skaam my vir myself ... Ek het soveel keer probeer beheer en ek het vir God gesê dat ek dit nie weer sal doen nie, maar op een of ander manier sal ek dit weer doen en ek voel skuldig om hom in die gesig te staar. hoeveel keer vra ek hom om my te vergewe...
voel aaklig ... Help my asseblief om uit te kom ... En hou asseblief 'n gebed tot God dat ek binnekort geseën moet word met 'n baba ... Ek het 'n baba nodig nie net vir my nie .. maar ook vir my man wat my so lief het .... ?" van…. JULIET

"Ek bely dat ek skuldig is aan masturbasie en deur God se genade het ek besluit om te veg en aan te hou veg totdat ek dit oorkom. Ek voel vuil en onwaardig om in God se teenwoordigheid te wees. Ek het nou al vir 15 jaar vir God gevra om my elke dag te vergewe. Ek is 'n sterk Christen wat in die geheime sonde van masturbasie leef en ek het nie die moed om te bely aan my pa wat 'n pastoor is nie.
 Ek weet dat God die beste vir my wil hê en ek haat myself elke keer as ek Hom ontstel met hierdie onheilige en goddelose daad. Van vandag af het ek besluit om elke dag te bid vir diegene soos ek wat met masturbasie sukkel, dat God sal vergewe en ons Sy krag sal gee om weg te loop en hierdie bose daad van masturbasie en seks in my drome te oorkom. Baie dankie vir die deel en vir die raad op hierdie platform. Dit het my baie gehelp. Ek weet dit is my wellustige denke en begeertes wat my daartoe aanspoor en ek veroordeel masturbasie hier in die openbaar dat dit nooit weer oor my sal en kan heers nie in die Naam van JESUS CHRISTUS….AMEN. Kom ons bid vir God se verlossing. Ek voel verlig" van … PAUL.

"Hallo, ek is ook 'n 17-jarige meisie wat met baie van jou probleme sukkel en ek wou net sê bly sterk! Jy is reg dat dit 'n sonde is, maar dit beteken nie dat God ons nie liefhet nie! Moet asseblief nooit tot selfmoord versoek word nie! Ek vind dat om myself aan die werklikheid te grond baie goed help as ek ooit in die versoeking kom ... Byvoorbeeld in die stort of net alleen sal ek hardop sing of praat en dit help my om op te hou fantaseer! Hoop regtig dit help en bly positief" van... AGNES.

"Dankie, die waarheid is dat ek probeer het om my lewe te beëindig, maar dit het nie geslaag nie. Hierdie blog is waar ek voel dat ek besig is om my wonde te genees. Ek is bang om met iemand te praat. Ek is bang dat hulle my sal verag. Dit is my grootste vrees. Dink jy God haat my? Ek vra dat jy vir my bid en kan jy vir my Bybelverse stuur wat my kan motiveer?"

van…. RONALDO.

"Ek is maar net dertien jaar oud. Ek onthou hoe ek op die rekenaar was en 'n skerm het net in my gesig opgeduik. Ek was gefassineer en verlore in hierdie wêreld waar niemand omgegee het om hul privaat dele weg te steek nie. Vir so lank het ek probeer, probeer en probeer, maar hierdie drang kom en oorwin my. Ek hoop ek kan dit stop, want dit laat my depressief en laat my waardeloos voel. Wanneer ek wakker word, voel ek soos 'n stapel bakstene en ek kan nie opstaan nie as gevolg van hoe ek voel. Dit vernietig my emosioneel elke keer as ek na hierdie sondige ding kyk. Ek bid en hoop tot God dat ek hierdie drang kan oorkom. Ek is geïnspireer deur jou kommentaar en ek hoop ek kan en sal ophou pornografie kyk. Dankie, "

van….LIEFDE.

"Ek het my meisie-niggie .. sy het dapper aan my erken hoe sy aan
masturbasie verslaaf is. Sy is deur my oom verkrag toe sy 5 was.
Volgens haar is sy nie net deur een persoon verkrag nie. Ek dink dit
was die oorsaak van haar verslawing. Sy is nou 30 sonder om te trou
omdat sy bang was dat geen man haar sou aanvaar nie. Ek is jonger
as sy. En ek weet nie hoe om haar raad te gee nie. Ek het net na haar
geluister en vir haar gesê dat dit nie haar skuld is nie. Maar eintlik
dink ek dit help nie"

van … HASIYA.

"Ek is 'n Indiër, ek is ook 'n seksverslaafde, ek het altyd aan seks
gedink en eindig met masturbasie. Ek weet nie hoe om daarvan
ontslae te raak nie. Help my asseblief. Ek is nie 'n meisie nie, ek is 'n
seun, maar toe ek deur jou artikel gaan het ek gedink jy kan my help.
Ek masturbeer gewoonlik daagliks. Ek weet dit is sleg vir my
gesondheid, maar ek kan dit nie beheer nie. So gee asseblief vir my
'n paar kosbare raad.

van … ABUDUL.

"Ek voel skaam vir myself, want dit het soos 'n grap begin, maar
nou is dit buite my beheer, ek het alle meganismes probeer om dit te
stop, maar dit is baie. Ek is die een wat my vriende aangeraai het om
nie in seksuele sonde in te gaan nie en is die einste een wat verslaaf
is aan masturbasie om my self te beheer van hoerery. Asseblief,
help.?????"

van … IKECHUKWU.

Ek is 17. Woon in Ghana. En ek het 'n groot pornografie/masturbasie
probleem. Wanneer ek by die skool is, probeer ek om naby God te
wees. Maar wanneer ek by my ouers kuier, lyk dit of iets oor my
kom. Al waaraan ek kan dink is pornografie. Uiteindelik het ek aan
pornografie beswyk en toe masturbeer.

Wanneer ek teruggaan skool toe, bekeer ek my en maak my daad skoon net vir die siklus om homself te herhaal wanneer ek weer my ouers besoek. Op die oomblik voel ek baie skuldig en depressief. Soms wonder ek of ek ooit van hierdie 3-jarige verslawing kan loskom. van … HANNATU.

"Ek is 23 jaar van Suid-Afrika, ek het 5 jaar gelede met pornografie en masturbasie begin, ek het al 'n hele paar keer probeer om dit te stop, maar herhaal dit, ek is te skynheilig teenoor my mede-universiteitstudente wat my as werklik dienaar van God behandel, ek het het vergifnis van God gevra & vinnig om dit te stop, maar ek het weer in die versoeking gevoel "sommige van my maats hulle ken my probleem ek het dit verduidelik, maar nog steeds geen hulp nie" ek het my Instagram rekening geblokkeer om te verhoed dat dit weer gebeur, maar geen hulp wat kan doen nie ek is regtig Christen, ek ken elkeen en van Jesus help asseblief" van ... DOUGLAS.

"Ek masturbeer al vir 'n jaar en 'n half vir pornografie en het 'n kliniese depressie daarvan en neem antidepressante en antipsigotika en slaapmedisyne.
Dit het my lewe vernietig" van … JONNY.

"Ek het my bes probeer en ander opsies van ander mense probeer, maar ek gaan steeds terug om dit te doen ... ek voel lus om myself dood te maak as gevolg daarvan ... ek wens dit sal net soos toorkuns gebeur en stop.!!!" van…. DENNIS.

EK IS SO GEFRUSTREER DOOR HIERDIE MASTERBASIE
DING EN EK HET GEEN KENNIS HOE OM DIT TE REGSTEL
NIE.
Dit voel asof iets aan my siel vaskleef en die goed daaruit suig elke
keer as ek masturbeer. Ek is 'n jong vrou, amper twintig en dit is iets
wat ek nou al amper my hele lewe lank doen. Ja, ek is 'n Christen. en
ek is ook 'n maagd. dit is net sooo moeilik .. my gedagtes voel
deurmekaar hierdeur.

Ek onthou eenkeer ek het dit gedoen toe ek jonger was en ek het net
op die vloer gelê en siek daaroor gevoel omdat ek verward was of dit
verkeerd of reg was. en ek het gebid en God het op een of ander
manier aan my geopenbaar wat ek voel wat heeltemal verkeerd was.
Nou is alles buite beheer. Ek het al jare probeer stop en dit gaan net
aan en af en aan en af..... sug. Ek was nog nooit in my lewe so
gestres nie. Ek het youtube, gegoogle, ge-facebook, gebid, gepraat,
gehardloop, alles….. en niks werk blykbaar nie. Ek verloor dit. Ek
wil dit nie meer doen nie. so vir die laaste keer...help
my...iemand...asseblief. Ek voel of ek my gees vergiftig. Ek haat dit
….. van … ZARADIN.

"Ek wens net God sal my help om hierdie masturbasie ding te beveg,
want ek doen dit al vandat ek in graad 10 was en nou wil ek ophou.
Elke keer as ek my masturbeer, kan ek dit regtig vir niemand sê nie,
want dit is 'n verleentheid. Maar ek gaan al daardie drie stappe doen
en hoop dat God my vergewe. Die ergste is dat ek nie 'n man is nie,
ek is 'n vrou."

Van … VICTORIA.

"Help my asseblief, ek is 'n maagd op 25, maar ek masturbeer, ek het probeer om dit te stop, beide in gebede en saad saai, en glo God om my te help om dit te stop, sonder sukses. asseblief, ek het u raad en gebede nodig oor wat om te doen, is net die dinge wat my verhinder om God in gees en waarheid te dien, wat moet ek doen?" Van…. DEBBY.

"Ek is 23, vroulik met hierdie probleem van masturbasie. As ek net na myself kyk, voel ek lus om dit te doen, selfs al het ek ligte klere aan..en ek weet nie wat anders om te doen nie. Meeste kere voel ek net die drang om dit te doen, veral 'n paar dae voor of na my maandelikse siklus. Ek het dringend hulp nodig asb. dankie"
van... RUTH.

"Hallo ouens, ek is 'n 20-jarige man en ek is 'n maagd. Ek het 'n probleem met masturbasie en ek weet nie hoe om dit te stop nie. Ek moet sê Dis vir my baie moeilik maar ek dink by God is niks onmoontlik nie. Kan jy my asseblief raad gee oor gebedspunte wat ek kan volg om hierdie situasie te oorkom. Dankie"
van … JUDE.

"Ek is 'n skoolman en ek het gemasturbeer! Onlangs het ek dit onder beheer gebring, maar vandag het ek dit weer gedoen. My ma en pa weet nie hiervan nie. Masturbasie beïnvloed my studies en sport. Ek masturbeer snags so ek word moeg en daarom kan ek nie vroeg in die oggend wakker word nie. Help my asseblief. Ek glo in God en het al baie hieroor gebid! Gee 'n idee" Van …. DANLADI.

"Ek is regtig verslaaf aan pornografie. Wanneer ek in die straat afstap en ek sien 'n vrou se boude en bors, is masturbasie die eerste ding wat by my opkom. Ek het dit begin toe ek 12 jaar oud was.. Asseblief iemand help my, stop hierdie daad asseblief..

Is moeg daarvoor.. GOD HELP MY.. Het probeer om dit te stop, maar ek kan nie 6dae hou nie. Dit is asof ek daarsonder sal sterf." Van... OKOPI.

"Ek is 17 jaar oud en het 'n groot verslawing aan pornografie. Ek dink dit is 3-4 jaar sedert ek begin het en was die laaste 2 wat dit probeer beveg het.
Ek is op 'n Katolieke skool, ek is self katoliek en weet nie wat om te doen nie, ek het amper alles probeer, ek het baie keer met die pa gepraat, gaan bid elke oggend in die week, gaan na kerk wanneer ek kan en ek val steeds ten minste een keer elke swak, indien nie meer nie ... ek kan nie meer so lewe nie, ek wil ophou om God te verraai, maar hou aan om dit te doen, ek blokkeer die porn sites uit my foon en word steeds in die versoeking en deblokkeer alles.
Die ergste is ek weet nie hoekom ek dit aanhou doen nie, my lewe is baie aktief, ek probeer uitgaan met 'n meisie waarvan ek hou, ek is goed met my familie en vriende en nog steeds ... ek masturbeer Asseblief, ek het 'n brutale lewenstylverandering nodig, maar weet nie hoe om dit te doen nie" Van .... MERK.

"Ek is 'n tiener en ek het pornografie op die internet raakgeloop toe ek 15 jaar oud was. Nou is ek 17 en my verslawing het eksponensieel gegroei. Ek het gebid en ek het gevas en selfs vir iemand daarvan vertel, maar niks werk nie en ek kan nie die sterk verbintenis voel wat ek vroeër met God gevoel het nie. En mense kyk op na my in die tienerafdeling van my kerk. Ek het 'n goeie vertoning vir almal opgestel om te sien dat ek nog geestelik regop is, maar diep binne-in sukkel ek. Ek kan nie vir my ouers of my pastore vertel nie as gevolg van die skaamte. Ek wil dit regtig stop." Van …
JAMES.

"Ek is 'n getroude vrou wat verslaaf is aan die ergste tipe pornografie wat daar is. Ek is verslaaf vandat ek 4 jaar oud was en masturbeer vandat ek 4 was. Ek het dit heeltyd vir my ouers weggesteek en nou selfs na die huwelik het ek gesukkel maar ek merk tydens hierdie drange, ek moet BID dat God ontslae raak van die drang en my onrein gedagtes wat ek het. Ek sal uitroep en bid totdat dit verby is. Dit is baie moeilik, maar met gebed en die lees van my bybel kan ek dit met God se hulp oorkom. Ek kan niks sonder Hom doen nie. Hy gee my die krag om nee te sê en weg te hardloop van hierdie sonde. Ek bid dat ek 'n hele maand kan gaan sonder om na pornografie te kyk of te masturbeer wat ek nog nie gedoen het nie. Ek hoop ek kan 1 jaar gaan en dan hopelik die res van my lewe. Bly sterk almal. Hardloop van daardie sonde af. Hardloop na die heuwels en bid dat God enigiets sal doen om jou te laat stop." Van….ANNABEL.

Ek doen al masturbasie vandat ek 14 is, nou is ek 33.
Ek het amper 16 jaar gelede pornografie begin kyk.
Ek lees elke opmerking, dit is amper waar wat met my lewe gebeur, lyk soos die ergstes
Ek is enkellopend, en sosiaal onaktief. God weet ek gaan nooit trou nie.

Die ergste stryd wat ek in my lewe teëgekom het, is pornografie en masturbasie. Ek is Christen, wedergebore
Maak nie saak hoeveel ek bid nie, ek trap in die strik van versoeking, ek val al sukkel ek hoe om nie wellustige gedagtes te dink nie.
Die langste wat ek kan onthou dat ek myself bevry het van pornografie en masturbasie was 3 maande,

waarin ek myself oortuig het ek is vry! Maar ek het teruggeval, wat
my hoop op verlossing lamgelê het. Van toe af het ek my skandelik
in die ergste gevalle gedompel
van masturbasie en pornografie verloor ek hoop. Wat kan ek doen?
Van.. PRINS.

"Ek is deur een van my maats aan masturbasie bekendgestel toe ek
'n tiener was. Dit het begin soos 'n klein ding wat nie saak maak nie,
maar min het ek geweet dat ek iets koester wat later 'n gewoonte sou
word.
Inderdaad, ek het gesukkel, so moes ophou, maar elke keer as ek
probeer het, het ek misluk. Dit laat my skuld en waardeloos voel, dit
het ook my opvoeding beïnvloed
aangesien ek die meeste van my tyd vir masturbasie gebruik in plaas
daarvan om op my studies te fokus. Ek voel dit is meer geestelik as
fisies. Elke jaar neem ek 'n nuwe besluit dat ek 'n nuwe verlof sal
draai, maar op die lange duur sal ek myself skielik terugvind na die
veragtelike daad.
My las word minder as ek sien dat ek nie alleen is nie, ek het hierdie
webwerf gevind en is verbaas om baie mense te sien wat in hierdie
gewoonte is, en dit het 'n vraag gevra waarmee ek nog altyd worstel
en dit is "waarom is dit dat die duiwel nie ons spaar, wat het die
demoon in hierdie 21 eeu ontdek dat hy deur masturbasie en
pornografie wil saboteer" en God het my die antwoord gegee, en dit
is "ons het soveel potensiaal inherent aan ons en dit is hoekom hy
ons gedagtes in verkeerde rigting rig."
Ek bid dat, terwyl ek hierdie nuwe reis van reinheid en onthouding
begin deur wat ek op hierdie webwerf geleer het toe te pas, dat die
goeie Here vir my en almal van ons wat die slagoffer van hierdie
gewoonte is, 'n blywende geloof sal wys om in Jesus naam te
oorwin.
Lesers wens my asseblief sterkte toe" Van... WINFRED.

"Hallo, ek is sewe-tien en ek is van Iran, ek is al vir ongeveer 5 jaar hieraan verslaaf.
En nou wil ek dit weggooi. Ek het dit vir tye vantevore weggesit, maar nou het ek misluk. Ek weet nie wat om te doen nie! Ek het baie dinge probeer, maar hulle het nie geantwoord nie. Asb help! Dankie"
Van …. ABUH.

"Ek het Jesus ontvang, maar dit hou aan om my lewe te versteur ek masturbeer 3 keer per dag ek weet nie wat om te doen nie. Ek het probeer om daaruit te kom, maar ek kon nie. Ag asseblief, God help my, ek wil u dien. Dit het baie goeie dinge in my lewe vernietig, veral my verhouding met God. Ek sterf JESUS laat my nie toe om te vergaan nie." Van ….. JERRY.
"Ek dank God regtig dat ek jou gevind het! Ek het ernstige gebed nodig sodat ek vry kan wees van die sonde van masturbasie. Ek het probeer om dit te stop, maar dit het nie gewerk nie. Help my asseblief met ernstige gebed.
Hierdie sonde van masturbasie het ernstig verwoes en is steeds besig om my lewe te verwoes! Dit het my van God gedistansieer;
Ek voel nie meer God se teenwoordigheid in my lewe nie. Voorheen het ek God se seëninge, guns en deurbraak geniet, maar dit lyk of dinge nie werk soos dit was nie. Al het God my nie heeltemal in die steek gelaat nie ten spyte van my oorvloedige sonde van masturbasie. Help my asseblief. man van God.Dankie en God seën jou." Van ….. DOUGLAS.

"Ek is 35, aan die ouer rand van die duisendjarige generasie. Ek het die wêreldse lewe van sonde gelei en die slagoffer geword van die wydverspreide gebruik van pornografie wat saam met die skepping van die internet gekom het. Ek het hierdie webpornografie in graad 7 ontdek. Ek het ook die ontstaan en voortsetting van leuens gesien oor masturbasie wat gesond en normaal is. Om jou liggaam te ontdek en te begeer is die aard van ons vlees,
 maar masturbeer is nie net een of ander biologiese merker van seksuele gesondheid nie. Wat 'n leuen, wat 'n slinkse leuen wat enige iemand sal wil glo. Ek hou van die manier waarop Xavier dit self "penpunt" gestel het. Die waarheid is nie net 'n paar "natuurlike" goedvoel nie, dit is die kenmerke van 'n leuen. Satan fluister, "Hoor wat jy wil hoor, moenie skuldig bevind word nie, moenie luister na die gewete wat God vir jou gegee het nie.
 Vloek net daardie baba en laat dit ry. Dit is tog natuurlik, selfs gesond."
Laat ek dit uitspel vir julle wat hierdie leuen glo. Masturbasie lei wel tot pornografie en omgekeerd, en albei lei tot herbedrading van jou brein, sowel as verhoudingsprobleme. Dit neem wel jou gesonde liefdes weg en pen dit vas aan iets leeg, selfsugtig en boos. Ek is nie 'n "holy roller" nie. Ek is 'n man wat hierdie dinge ervaar het en dit in die samelewing waargeneem het.
Wetenskap bewys eintlik dat dit ongesond is maar mense lees steeds die opinies van dokters ens.
 wat net so toevallig eerste in die aanlyn soektog verskyn. Satan is die prins van die lug van hierdie wêreldse wêreld. Hy sorg dus daarvoor. Maar gelukkig verklaar Lukas en ander die waarheid en poog om ander te seën.
Die motivering is duidelik.

Ek was nog nooit getroud nie en het ook nie so 'n lang opmerking om 04:00 geskryf nie. Maar weet jy wat, ek sal hierdie boosheid oorwin deur Christus wat my versterk voordat ek in 'n huwelik tree! Ek sal by Luke, Xavier en ander leer. Selfs die bose kommentaar is tot my beswil laat werk! Dankie God! Prys jou! Ek glo in jou en is lief vir jou! Van … BILLY.

Harde feite oor diegene wat aan hierdie ondeug verslaaf is.

• Die meeste mense weet nie hulle is verslaaf totdat hulle die praktyk wil staak nie.

• Baie mense is verward oor met wie om te praat, en hoe om hulp te kry.

• Baie weet wat dit veroorsaak, maar het nie die wilskrag om dit te weerstaan nie.

• Die meeste mense is hoogs geheimsinnig oor die verslawing en gee voor asof alles goed is.

• Die meeste ouers weet nie hul kinders het hierdie probleem nie.

• Meer as 60% raak as minderjariges verslaaf.

• Meer as 87% het deur die internet verslaaf geraak.

• 85% van die verslaafdes is jeugdiges.

• Baie sien dit nie as 'n sonde nie. tot wanneer vasgehaak.

• Baie godsdienstige jeugleiers het hierdie probleem.

• Baie gedagtes.

Hulle is alleen op hierdie web van masturbasieverslawing.

• Die newe-effekte kan slegs presies en effektief beskryf word deur diegene wat verslaaf is.

• Die newe-effekte verskil van persoon tot persoon.

• Geen godsdienstige versperring nie.

• Diegene wat nie verslaaf is nie, sal nie die pyne verstaan nie.

• Baie huwelike het probleme as gevolg van hierdie verslawings.

• Geen mediese toestel is ontwerp om die newe-effekte van oormatige masturbasie te diagnoseer nie.

• Die reis na volle herstel verg tyd en geduld.

• Slegs diegene wat verslaaf is, kan die stories beter vertel.

• Die meeste is spyt dat hulle ooit hierdie bose avontuur aangepak het.

• Hulle is mense wat hierdie handelinge vir meer as tien jaar beoefen het.

• Dit is diegene wat blykbaar hul ondeugde geniet totdat die newe-effekte intree.

• Baie het alles wat menslik moontlik is probeer om van hierdie gewoonte ontslae te raak. Maar bevind hulself steeds onder die web van hierdie monster.

• Baie glo nie die verslawing is werklik, totdat hulle verslaaf raak nie.

• Vir diegene wat verslaaf is. Die drang kan vergelyk word met dwelmverslaafde lus vir skote.

• Baie van die verslaafdes beplan dit nooit, of berei hulle voor vir die verslawing nie.

• Feitlik almal onthou hoe dit begin het....

• Die meeste mense is moeg vir verslawing, bloot weens die newe-effekte.

• Belangrike gesondheidsorganisasies sê dit is nie verslawend nie weens die afwesigheid van onttrekkingsimptome soos dié wat aan dwelms verslaaf is. Maar diegene wat verslaaf is, verstaan beter en kan beter vertel.

HOOFSTUK DRIE OPDRAGTE.

Beantwoord asseblief die vrae en stuur dit aan e-pos
   adres hieronder vir gradering en berading.
   pastordonaldonyekaugwu@gmail.com

(1) Watter persoon se stories raak jou die meeste?______ ______

________ ______ ______ ____
(2) Watter persoon se ervaring maak jou bang?______ ______

________ ______ ______ ______
(3) As jy mnr George van aangesig tot aangesig moet sien, hoe sal jy
hom raad gee?______ ______ ______ ____
(4) Nadat jy dit alles gesien het, het jy saamgestem met diegene wat
sê dat masturbasic cn pornografie nie newe effekte het nie?
(5) Het jy saamgestem met mediese doktcrs wat masturbasie
bevorder en sê dit is die veiligste manier om seksuele spanning te
besef? Sien is hoogs verslawend en 'n sonde teen ons liggaam en
God?______ ______ ______ ______ ______ ______ ____
(6) Hoekom vind mense dit moeilik om hierdie verslawing te
stop?______ ______ ______ ______ ____

(7) Watter magte, dink jy, bind dit alles, slagoffer van die dade teen
hul wens?______ ______ ______ ______ ______

________ ______________
(8) As jy die geleentheid het om jonger mense te leer oor die gevaar
van pornografie en masturbasie, wat sal jy vir hulle sê?______

______ ______

(9) Wat het jy persoonlik uit al hierdie mense se ondervinding
geleer?______ ______ ______ ______ ______

______ ____

(10) Vertel asseblief vir God jou eie ervaring en vra sy genade en vergifnis....

(11) Hoe was jou vordering nadat jy hoofstuk 1 en 2-opdragte gelees en ingedien het?

www.unveilingmasturbation.com

HOOFSTUK VIER.

Onthulling van die gees van masturbasie.

Masturbasie is 'n gees, ek bedoel 'n demoniese persoonlikheid. Hy is 'n geestelike sterk man wat verantwoordelik is vir die opening van geestelike deure vir ander sterker demone, om toegang tot mense se lewens te verkry. Hierdie sterk man is anders as die gees van wellus. Hierdie sterk man skuil onder wellus en pornografie om sy slagoffers te demoniseer en om hulle aan seksuele sondes te verslaaf. En die bron van hierdie gees is die mariene koninkryk, departement van mariene okkulte, besoedeling en besoedeling. Slangkoningin en die naam is Incubat en onder die geestelike jurisdiksie van die koningin van die kus. Geestelik, hoogs ryk as gevolg van wat sy van haar slagoffers gesteel het.

Groot opdragte van hierdie gees.

- Mans te onttroon van eer en heerskappy.
- Om geestelike deure oop te maak vir hooggeplaaste demone in mense se lewens.
- Om mense verkeerde geestelike identiteit te gee.
- Om die emosies te verslaaf.
- Om lotgevalle af te lei.
- Om die maan van groot lotgevalle te blus.
- Om die arende se van bedieninge hok te slaan.
- Grootheid in die tronk .
- Om vlieënde sterre neer te skiet.
- Slaaf die liggaam, siel en gees.
- Steel potensiaal, kledingstuk van rykdom, glorie, virtueel, personeel van gesag, huwelik, finansies en deurbrake.

• Om as besoedeling oor die geesmens te staan.

• Om die liggaam, siel en gees onder slawerny en juk te onderwerp.

• Om geestelike deur oop te maak vir magte van die Midianiete (demone wat wag vir mense om te arbei en dadelik die loon kry, sal toeslaan met siekte, brandrampe en skielike eiendom verloor)

• Om geestelike groei te bewoon.

• Om innerlike vloei van gelowiges en geestelike lewenskragtigheid te belemmer.

• Om onbevredigende honger, dors, lus en drang na masturbasie te skep.

• Om tegniese seksuele egskeiding tussen man en vrou te skep. Want een vader is verslaaf aan die ondeug en dryf bevrediging uit die daad. Daardeur verhonger die ander vader.

Feite oor die gees van masturbasie.

A • Is dodeliker as die gees van wellus en verleiding.

B • Hierdie gees word vanuit geestelike ryke meestal teen haar slagoffers geprojekteer.

C • Sommige van sy slagoffers het hom onbewustelik genooi in die naam om plesier te soek en hul liggame te verken.

D • Dit funksioneer betekenisvol onder die dekmantel van wellus en sambreel van pornografie.

E • Hoogs misleidend van aard.

F • Sal nie haar slagoffers vry laat gaan sonder 'n taai stryd nie.

G • Die vermoë hê om klein salwing te weerstaan.

H • Menslike agente van die duisternis gebruik hierdie gees as 'n leer in mense se lewe.

Ek • Het nie rus vir ouderdom nie (bv. stel jou voor dat kind van 8 jaar masturbeer)

J • geestelik, baie hardkoppig.

K • Baie geduldig en kalm van aard.

L • Altyd op soek na herbetreding.

M • Dit Lyk baie skadeloos maar dodelik.

N • Slangpersoonlikheid.

O • Heeltemal anders as die gees van wellus en verleiding.

Deurweë….. toegangspunte van hierdie gees.

Ooghek...

 deur pornografie te kyk.

Okkultiese betrokkenheid..

deur ontgroening in 'n skoolkultus waar alle manlike lede met nuwe voorgenome vroulike lede moet slaap vir ontgroening. Bv. Hierdie gees word deel onder

die ouens as die beoogde lid onder hierdie slawerny is.

Deur telefoon seks..
deur jou liggaam seksueel te verken.

Verkragting...
hierdie gees kan deur verkragting oorgedra word.

Erotiese roman.
 Deur die lees van 'n erotiese roman wat jou grafies leer hoe om die kuns te beoefen en jou aan te spoor om dit te doen.

Droomwêreld...
 Jy droom net en vind jouself masturbeer in die droom en wakker word die drang na fisiese masturbasie oorweldig jou en voor jy dit weet is jy onder haar gevangenes en die reis van verslawing begin net. Dit word droomwêreldprojeksies genoem.

Masturbeer tans …
deur fisies die kuns te beoefen, nooi jy hom persoonlik en word 'n wettige gevangene.

Bloedoortapping…
'n masturbeerder kan hierdie gees deur bloedskenking oordra. Leer asseblief hoe om bloed te heilig voor oortapping.

Normale seks....
 seks met iemand onder hierdie slawerny kan hierdie gees oordra.

Seks in droom …
hierdie ook droomwêreldprojeksie. Maar dit is geprogrammeer vanuit die ryke van die gees. Die kêrel dink net dit is 'n blote droom en sonder om die projeksie met tyd te verwerp en te kanselleer sal hy oorweldig word met die drang en gedagtes.

En sodra so persoon die kuns fisies beoefen het, het hy die deur oopgemaak vir die sterk man .. volgende verslawings begin.

Beste maniere om hierdie sterk man te hanteer?

Aangesien die bron van hierdie sterkman die ryke van die gees is, sal elke fisiese benadering en besluite tydelike verligting tot gevolg hê en sal slawerny weer intree.
Die beste benadering is om dit vanuit dieselfde ryke aan te pak, en die gees te ontwortel (bind en uitdryf) uit die geestelike ryke.
Die permanente oplossing is gewaarborg. Daar is vyf geestelike basiese bestanddele wat ons in ons geestelike arsenaal moet hê om hierdie gees effektief uit te dryf.
   • Kry Kennis van geestelike oorlogvoering. Net soos die een waaroor hierdie boek leer.
   • Leer hoe om die gelowige se gesag oor demone te gebruik.
   • Leer hoe om goddelose verbeeldings neer te werp.
   • Haat die slawerny met volmaakte haat. En moet nooit moed opgee nie.
   • Oefen geestelike gesag uit met vrymoedigheid en beveel die demone van masturbasie om uit te gaan in Jesus Naam.
   Ten spyte van al hierdie geestelike gevaar, fisiese verslawings, pyne, spyt, newe-effekte en skade wat verwar, lyk dit of selfs die mediese wetenskap, psigiaters en dokters hulpeloos is, sien wat sommige hooggeplaaste bekendes oor masturbasie sê.

Kyk hoe sommige bekendes die beoefening van masturbasie aanmoedig.

"Masturbasie: die primêre seksuele aktiwiteit van die mensdom. In die negentiende eeu was dit 'n siekte; in die twintigste is dit 'n kuur."
__Thomas Szasz.

" Bo alles kry ek die haweloses jammer: waar kan hulle gaan om te masturbeer? " __ Robert Clark.

"Masturbasie is nie die gelukkigste vorm van seksualiteit nie, maar die raadsaamste vir diegene wat alleen wil wees en dink. Ek bespeur die aroma van hierdie aangename ondeug by die meeste filosowe, en 'n gelukkig getroude logikus is amper 'n teenstrydigheid in terme. Soveel wyses het vroue as versoekers beskou, want hoerery lei dikwels tot die huwelik, wat gewoonlik lei tot kinders, wat altyd lei tot 'n eerbare werk en om voor te gee dat hulle die idioties glo wat jou bure glo. Die skynheiligheid van die wyses was om hul skugter onanisme te verberg en dit selibaat te noem. " __ Robert Anton Wilson

"En dit is nie asof ek nog nooit gejack het nie. Ek is vyftien jaar oud. Natuurlik doen ek dit. Enige ou wat sê hy doen dit nie, lieg. Dit sal wees soos om die coolste videospeletjie ooit te hê en dit nooit te speel nie. Niemand is so dom nie."—Michael Thomas Ford.

"In die vroeë dae was al wat ek gehoop het om 'n bestaan te maak uit wat ek die beste gedoen het.

Maar aangesien daar geen werklike mark vir masturbasie is nie, moes ek terugval op my basspeelvermoëns."—Les Claypool.

"As masturbasie 'n misdaad is, moet ek ter dood veroordeel word"
—Jeremy Piven.

"Die goeie ding van masturbasie is dat jy nie daarvoor hoef aan te trek nie"—Truman Capote.

"Masturbasie is 'n demokratiese plesier, beoefen deur ryk en arm, jonk en oud, getroud en enkellopend"
—Mason Cooley.

"Masturbasie is 'n meditasie oor selfliefde. So baie van ons word geteister deur selfveragting, slegte liggaamsbeelde, skaamte oor ons liggaamsfunksies, en verwarring oor seks en plesier, ek beveel 'n intense liefdesverhouding met jouself aan."
------ Betty Dodson

"Ek het nie 'n man nodig nie. Ek is toegewyd aan masturbasie. Ek dink dit is seker een van die lekkerste ervarings in die lewe."
- Gloria Stuart

Stel jou voor wat hierdie bekendes oor hierdie ondeug sê sonder om die geestelike implikasies te ken. En sonder waarskuwing is dit hoogs verslawend. Ek glo in vryheid van uitdrukking en spraak, maar ek sien nie wysheid daarin om jou aanhangers aan te moedig om te beoefen waaraan jy verslaaf is nie, veral as dit boos is.
Ek glo sterk dat sommige van hulle nie die newe-effekte daarvan wil erken nie of nie die pyne ken nie. Moet asseblief nie toelaat dat

enige bekendes jou in so 'n gewoonte inpraat nie. Met die geloof is daar geen newe-effekte nie.

Baie mense val in hierdie goedkoop praatjies en is spyt dat vandag nie volgende is nie ... moenie vergeet dat daar maniere is van plesier wat blykbaar na 'n man gaan nie, maar die einde lei tot vernietiging, spyt en selfs die dood.

Kort geskiedenis van masturbasiedag.
Mei is Masturbasiemaand en 28 Mei is Internasionale Masturbasiedag! Hierdie selfbevredigingsherdenking is in 1995 geskep deur 'n San Francisco sekswinkel.
Joani blank (Good Vibrations), in reaksie op president Bill Clinton wat die destydse Chirurg-generaal Joycelyn Elders afgedank het, nadat sy voorgestel het dat masturbasie as deel van seksopvoeding geleer word. Sedertdien het die dag wêreldwyd versprei, gefokus op die skep van bewustheid, gesprek en aanvaarding van hierdie daad.

Doelwitte van masturbasiedagvieringe.

- Om globale aanvaarding van masturbasiepraktyke te skep.
- Om voormalige chirurg-generaal Joycelyn Elders te vereer.
- Om die reg om te masturbeer te vier.
- Om skaamte, stigma en selfveroordeling te verwyder wat mense oor die ondeug voel.
- Om die regte te beskerm om die handelinge uit te voer.
- Om bewustheid te skep oor hoe om die handelinge te beoefen.
- Om mense jaarliks te herinner aan hul reg op selfbevrediging.
- Om elke godsdienstige versperring teen die dade te verwyder.

Alhoewel hierdie veldtog en viering wêreldwye aandag en erkenning ontvang, dink ek dit is die moeite werd om te weet wie die persoon hieragter is... is en wat hulle verteenwoordig.

Wie is Joani blank?

Joani Blank (4 Julie 1937 – 6 Augustus 2016) was 'n Amerikaanse entrepreneur, skrywer, videograaf, koshuisentoesias, filantroop, seksopvoeder en uitvinder op die gebied van seksualiteit. Vol idees het sy grond gebreek deur haar uitgewery, sekswinkel en ander pogings om 'n seks-positiewe feminisme te bevorder. Haar referate is deel van die Human Sexuality Collection by Cornell University Library.
Sy het Down There Press, 'n uitgewer van seksverwante boeke, in 1975 gestig. In 1977 het sy Good Vibrations geopen, die tweede feministiese seksspeelgoedonderneming in die Verenigde State (die eerste was Eve's Garden in New York City, wat gestig is deur Dell Williams=in 1974) Die idee om Good Vibrations te skep het gespruit uit haar werk met die bekende seksterapeut Lonnie Barbach. Hierdie studie het haar besigheidsmodel vir Goeie Vibrasies beïnvloed.[7] Lynn Comella het geskryf dat Blank "haar klein vibratorwinkel in 'n seksuele hulpbronsentrum verander het vir enigiemand wat dalk in dwaal. Sy het gevoel dat om oor seks te praat, net so gemaklik moet wees as om oor die weer; sy het ook geglo dat seksuele inligting 'n geboortereg is en dat niemand skaam of skaam moet voel omdat hy meer plesier in hul lewe wil hê nie.Bron: Wikipedia.

Dinge om op te let oor Joani blank…..

• Sy is die stigter van "down there press" wat al haar werke,
DVD-video's, oudioboeke publiseer. Al haar werke fokus op
seksuele plesier, selfs vir kinders.

• Seksopvoeder….
Sy het geleer en geglo dat seksuele plesier vir elke liggaam s'n is.
Ongeag ouderdom. insluitend kinders. "'n Kind se eerste boek oor
seks" is haar boek wat geskryf is vir kinders van 5-11 jaar. sy leer
hoe om te masturbasie en seksuele gevoel met spotprentillustrasies.
• In 1977 het sy goeie vibrasie gevind as 'n sekswinkel wat
seksspeelgoed en ander erotiese produkte bemark. Met nege
kleinhandelwinkels in die VSA vanaf 2014.
• Sy gaan na erotiese videoproduksie.
• Sy het baie toekennings van die pornobedryf ontvang vir haar
bydrae om dit te bevorder.
• Sy 'n uitvinder van seksspeelgoed.
• Oorlede op 6 Augustus 2016 (79 jaar oud).
• Oorsaak van dood...pankreaskanker.
• Plek van dood...Oakland, Kalifornië. Die Verenigde State.
Dit is die hoofvrou agter die masturbasiedagviering. Sy het begin om
masturbasie aan kinders te bevorder sedert 1986 toe sy die eerste
keer haar boek "A Kid's First Book about Sex" gepubliseer het met
die klem op slegs seksuele plesier. selfs vir minderjariges.

Wat ek dink is verkeerd met haar perspektief oor hierdie viering.
• God ontwerp seks met grense en wette wat dit beheer. En elke
keer as die beginsel misbruik word, is daar geestelike gevolge
daaraan. Wat sy nie noem nie.
• Nêrens het sy gewaarsku dat dit hoogs verslawend optree nie.

• Sy praat nie oor die geestelike aspek nie. Wat ek dink belangriker is.

• Sy het nie na seksuele onsedelikheid as sonde beskou nie.
• Want haar lewe gaan oor seksuele plesier.
• Vir haar, niks soos seksuele reinheid nie.
• Nêrens het sy die newe-effekte van oormatige masturbasie genoem nie.

• Vir haar is die lewe sentreer rondom seks.
• Vir haar is seks en seksuele plesier besigheid.
• Persoonlik Ek koop nie die ideaal om na elke vroulike liggaam te kyk as voorwerpe van seksuele plesier en fantasie nie. Wat die meeste van haar werke uitbeeld.

• Bybels, seks heilig.
As ek na die geestelike implikasies, fisiese newe-effekte en verslawing van hierdie ondeug kyk, sien ek nie die wysheid in die viering van masturbasiedag nie ...

Dinge wat masturbasie aanwakker?

• • Pornografiese flieks.

• • Telefoonseks.

• • Masturbeer in die droom.

• • Xxx-gegradeerde fliek.

• • Erotiese roman.

• • Seks in die droom.

• • Om in 'n Verkeerde atmosfeer soos 'n Streepklub te wees.

• • Seksklets.

• • Naaktydskrif.

• • Seksuele musiek.

• • Oorweldigende seksuele gedagtes.

• • Lus.

• • Seksuele fantasie of verbeelding.

• • Naakprente.

• • Erotiese advertensies wat vroue se liggaam uitbeeld as voorwerpe van seksuele bevrediging.

• • Seksuele gelaaide atmosfeer soos streepdansklub.

• • Besoek webwerwe wat erotiese inhoud verheerlik.

• • Romanse romans.

• • Erotiese liefdesverhale of artikels.

• • Enige ding wat veroorsaak dat jy brand met seksuele passies en die bron is nie jou vrou nie.

Daardie dinge wat masturbasie aanwakker. Hoe beïnvloed hulle mense, Geestelik?

I Dit breek jou wilskrag om die gewoonte te weerstaan.

II Dit breek jou geestelike verdedigingsmeganisme (vermoë om sondes te weerstaan) af en maak daardeur deure vir ander sondes oop.

III Dit maak die slagoffer magteloos en die kring van die ondeug gaan voort.

IV Dit versterk die slawerny weer.

V Hulle is geestelike voedingstowwe wat die gewoonte en die sterk man daaragter voed. Verhonger dit en jy wen die gevegte.

VI Vir die gelowiges in Christus Jesus besoedel daardie dinge jou salwing en distansieer jou van die Heilige Gees wat jou helper en versterker is.

VII Dit bedroef die Heilige Gees.

VIII Dit verswak jou geestelike immuniteit teen lus vir die vlees.

IX Dit skep 'n geestelike atmosfeer van wellus wat maklik die ondeug veroorsaak.

X Deur die ooghek word geestelike gifstowwe van wellus op die siel neergelê (emosie).

XI Dit maak jou vasberadenheid vir reinheid dood.

HOOFSTUK VIER WERKOPDRAGTE.

Beantwoord asseblief die vrae en stuur dit aan e-pos
adres hieronder vir gradering en berading.
pastordonaldonyekaugwu@gmail.com

(1) Wie is Incubat?________ _______ _______ _______ ______

______ ______ ____

 (2) Noem 10 hoofopdragte van hierdie gees?________ ________

________ _____

(3) Hoe het dit jou persoonlik geraak?____ __________ ______

____

(4) Noem 10 feite oor hierdie gees?_____ _________ ______

______ ________ _____

(5) Lys 10 deurmaniere waarop hierdie gees 'n persoon se lewe
binnegaan._____ ________ _____ ________ ____

(6) Noem vyf beste maniere om hierdie gees te hanteer?_____ _____

____ _____ _____ _____ _____ _____ _____ _____ _____ _____

(7) Stem jy saam met wat al hierdie bekendes sê deur die dade aan te
moedig.

(8) Noem 10 doelwitte van masturbasiedagviering?________

______ ______ ______ ______

(9) Wat is jou siening van masturbasiedagviering?______ _____

______ ________

(10) Noem 10 dinge wat masturbasie aanwakker en hoe om dit te
vermy?______ _____ ______ ________ ____ _____ _____

____

(11) Wat het jy in hoofstuk vier geleer wat vir jou nuut is?________

_____ ________ _________ ________ _____ ________ _____

(12) Watter geestelike deur het jy oopgemaak vir hierdie gees wat
veroorsaak het dat die verslawing intree volgens hoofstuk
vier?______ _______ _______ ________ _______ ______

____

(13) Vra enige vraag wat jy oor hierdie verslawing het?_______

________ _______ _____

HOOFSTUK VYF.

Hoe om masturbasieverslawing te stop.

"'n Slaaf wat sy kettings (snellers) liefhet, sal in slawerny s'n bly"

Dr. Daniel K. Olukoya (Skrywer dansers by die poort van die hel)

Die eerste stap is dus om te identifiseer wat jou eie veroorsaak. vermy dit dan in elk geval.

1 Ontwikkel 'n perfekte haat vir die daad en pornografiese.

2 Brand elke brug af wat masturbasie in jou lewe aanwakker.

3 Elke daad van seks in die droom of masturbasie in drome moet met onmiddellike gevolge gekanselleer en verwerp word.

4 Moenie vertoef nie. of laat seksuele terugflits van verlede toe om jou gedagtes te oorstroom. Dit sal jou besoedel en jou salf.

5 Leer om elke bose stem hard te bestraf wat probeer om jou weer deur die verstand te verslaaf, veral wanneer jy alleen of eensaam is.

6 Doen weg met elke vorm van pornografie. Vee dit uit van jou foon, skootrekenaar, flash drive en DVD. Om die waarheid te sê, raak daarvan ontslae of dit bewegings of stilte is.

7 Leer om jou verstand te vernuwe met die woord van God.

8 Moenie vergeet dat iets die gedagtes moet beset nie. Leer dus hoe om dit met positiewe dinge te vul.

9 Vermy mense, vriende, webwerwe, groepe of forums wat die dade aanmoedig.

10 Wees positief dat jy uit hierdie slawerny kan breek. Wees met jou hele verstand moeg vir die ondeug.

11 Betaal die pryse van selfbevryding.

12 Pas alles toe wat jy uit hierdie boek lees....

13 Selfdissiplineer en sit in aksie wat jy uit hierdie boek leer, nie net wens nie.

14 Teken in op die verbondsoog-app om pornografiese webwerwe en advertensies te blokkeer. En vir aanspreeklikheid teenoor 'n mentor.

Masturbator en gevegte van die gees.

Jou gedagtes. Dit is 'n gebied en dit is die eerste plek waar die vyande hewige aanvalle sal loods, want onbewustelik het jy dit misbruik, oorgegee en dit onder onderwerping van wellus en masturbasiegees gebring. Dit is waardig dat ons die volgende oor die vyand en die verstand weet.

1 Die vyande (demone) kan nie jou gedagtes lees nie, maar hulle kan gedagtes in jou gedagtes projekteer.

2 As jy die vyand toelaat om jou verstand te beheer, sal hy jou denkpatroon beheer. En wanneer jy saamstem met daardie gedagtes, glo jy dit wat tot dade lei. Jou optrede gaan volgens wat jy dink.

3Wanneer jy die gebied van jou verstand dophou, sal jy geen gedagte laat inkom wat nie goddelik is nie. Jy is die persoonlike wagter van jou verstandsgebied.
4 Jy het die vermoë van God gegee om goddelose gedagtes toe te laat of dit te verwerp, is jou persoonlike besluit.

5 Demone kan ook goddelose seksuele verbeelding teen mense se verstand gebruik.

6 Wanneer jy die gedagte aanvaar, word dit gevestig. Dit lok meer gedagtes en dit word gou deel van jou denke wat daardeur onvrugbare werk tot gevolg het.

7 Jy moet leer om elke demoniese verbeelding in ballingskap te bring. Elke gedagte moet onder gehoorsaamheid aan God wees.

Vesting van die verstand.

Dit is 'n vesting, 'n plek wat beskerm en verdedig word. Wanneer die vyand jou gedagtes gee en jy hou daardie gedagtes en jy redeneer daarmee, uiteindelik word hulle deel van jou. Op hierdie stadium sal jy daardie leuens begin verdedig en dit regverdig, want hulle het 'n vesting geword. En uiteindelik, wanneer jy die waarheid ontdek, sal die vesting nie sommer so los nie.

Hoe om die gedagtestryd te wen?
Bely dit altyd aan God as sonde.
Wanneer jy verklaar dat jy daardie vesting (onrein gedagtes) wat lieg gevind het, breek jy daardie oomblik die vyand van daardie gebied af. Jy bring elke gedagte gevange na God.
Verloën die gedagtes.

Bekeer.
Bekeer dat jy toegelaat het dat daardie onrein gedagtes en vesting in jou gedagtes vorm.
Verklaar God se woord.
Jy kom in ooreenstemming met die Woord van God. Jy verklaar Sy beloftes en Sy waarheid. Haal uit wat die duiwel sê en vervang dit met God se woord.

Vernuwe jou gedagtes.
"en word vernuwe in die gees van julle gemoed, en beklee julle met die nuwe mens wat na God geskape is, in ware geregtigheid en heiligheid." – Efesiërs 4:23-24

Wees waaksaam.

Wanneer 'n gedagte by jou opkom, oordeel dit. Verhef dit God? Is dit 'n gedagte wat volgens Sy woord is? As dit nie is nie, gooi dit dan uit.

Neem jou sitplek in die hemelse plekke.

Onthou dat redding in Christus jou toegang gee tot die hemelse plekke waar Jesus reg bo al die magte van die vyande gesetel is.

Bestraf die sterkman agter bose en onrein gedagtes uit die hemelse plekke.

Wanneer sal masturbasie as bevrydingsgevalle beskou word?

 • • Wanneer jy aan die newe-effekte ly, maar jy kan dit steeds nie keer nie.

 • Wanneer 'n mag jou gedagtes verslaaf en jou gedagtes bombardeer met wellustige gedagtes wat jy nie kan weerstaan nie.

 • 2 Wanneer dit van binne in jou is, is die drang en drang te sterk vir jou om te weerstaan.

 • 3 Wanneer jy na masturbeering begin huil, hou jy nie van wat jy doen nie, maar jy kort die wilskrag om die drang teë te staan.

 • Wanneer jy rusteloos is totdat jy masturbeer.
 • Wanneer jy soggens wakker word, is die eerste ding om op te ruk.

 • Wanneer na 'n sterk besluit dat jy nooit weer sal masturbeer nie, maar eers na 'n maand gaan die sirkel weer voort.

 • Wanneer jy stemme in jou kop hoor wat vir jou sê om selfs teen jou wil te masturbeer.

 • Wanneer jou seksuele drang buite beheer lyk.
 • Wanneer dit lyk asof onoorwinlike krag jou dwing om pornografiese flieks te kyk, en voor jy dit weet masturbeer jy.
 • Wanneer jy elke keer lustig na 'n vrou kyk, kan jy jouself nie beheer totdat jy masturbeer nie.

• Wanneer jy nie die krag (demoon) daaragter verstaan nie. Jy hou nie daarvan nie. Maar jy sien jouself doen dit.

• Wanneer jy as getroude persoon nie seksuele bevrediging uit normale seks dryf totdat jy masturbeer nie.
• Wanneer jy in die droom masturbeer. fisies raak jy rusteloos totdat jy die handelinge fisies uitvoer.

• Wanneer jy konstant seks in die droom het en wakker word, oorweldig die drang jou.

• Wanneer manne van God vir jou gebid het, maar nie die duiwel agter die begeerte uitgedryf het nie. en die drang is steeds daar. Sterk en lewendig.

• Wanneer jy elke keer in die Here groei, lyk dit asof die drang verdriedubbel. Dit oorweldig jou gedagtes en emosies. En voor jy jou oë uitvee, is jy weer daarop en geestelike groei begin opnuut.

• As jy al ooit die dade geoefen het en stop sonder om die sterk man daaragter uit te gooi, en die deure toe te maak. Moenie vergeet dat hierdie sterk man baie slinks van aard is en wag vir 'n geleentheid om toe te slaan nie.

• Wanneer jy dinge vermy het wat dit veroorsaak, maar tog, is die lus oorweldigend van binne jou.

• Wanneer nadat jy klaar is met die uitvoer van die dade kom skaamte en skuld oor jou. En jy begin spyt wees.

• Wanneer jy hoop opgegee het om ooit vry te wees.

• Wanneer jy in die droom seksueel geteister word deur wesens wat soos vreemdelinge lyk.
  • Wanneer jy gegradueer het van masturbasie na bestialiteit.
  • Wanneer demone jou in jou droom verkrag en selfs fisies.

  • Wanneer 'n krag jou dwing om seks met diere te hê.
  • Wanneer jy leë herinneringe begin ervaar.
  • Wanneer 'n mag jou dwing om in 'n openbare toilet en in 'n ander ongemaklike omgewing te masturbeer net om die begeerte te bevredig.

  • Toe elke poging van dokters om die ondeug te bestuur, misluk het.
  • Wanneer jy stemme hoor wat vir jou sê om jouself dood te maak.
  • Wanneer fisies geen vordering nie. Rondom stagnasie.

  • Wanneer geestelike groei belemmer word as gevolg van die daad.

  • Wanneer dit lyk of 'n kombers van wellus jou toemaak.

  • Toe elke poging om die skroef te stop, misluk het.

Vooraf, selfbevrydingslesings.

..Voordat ons selfbevrydingsgebede begin, is dit goed dat ons die volgende geestelike waarheid ken.

• Bevryding is slegs vir wedergebore Christene.

Redes:

Demone sal altyd probeer om terug te gaan in hul vorige gasheer en dit neem die Heilige Gees om hulle uit te hou. Matteus 12:43-45 "Wanneer 'n onrein gees uit 'n mens uitgaan, gaan hy deur dorre plekke om rus te soek en kry dit nie. 44Dan staan daar: 'Ek sal terugkeer na die huis wat ek verlaat het.' Wanneer dit aankom, vind hy die huis onbewoon, skoongevee en in orde. 45 Dan gaan dit en neem sewe ander geeste, slegter as hyself, saam, en hulle gaan in en woon daar. En die finale toestand van daardie persoon is erger as die eerste. Dit is hoe dit met hierdie goddelose geslag sal wees."

• Kry hierdie begrip.

Bevryding is 'n stryd en 'n geestelike oorlogvoering wat heilige waansin en heilige woede vereis, so dit vereis geweld in jou stem terwyl jy bid. Matteus 12:29 "Of verder, hoe kan iemand in die huis van 'n sterk man ingaan en sy besittings wegdra as hy nie eers die sterk man vasbind nie? Dan kan hy sy huis plunder"

• maak gereed om die Here met jou hele hart te soek en te dien, dan sal Hy vir jou veg en jou vrymaak. Dit is die heer se gevegte. 1 Samuel 7:10 "Terwyl Samuel besig was om die brandoffer te offer, het die Filistyne nader gekom om Israel in die geveg te voer. Maar daardie dag het die Here met harde donderslae teen die Filistyne gedonder en hulle so paniekbevange gemaak dat hulle voor die Israeliete verstoot is."

• Die demone agter die drang en drang sal jou liggaam en lewe verlaat na die selfbevrydingsgebede. Maar hulle sal altyd soek na terugkeer en dit is jou plig om die bevryding te handhaaf en te onderhou.

4 hoofsleutels om jou bevryding te handhaaf en te onderhou:

(1) Vermy dinge wat die Heilige Gees bedroef. Galasiërs 5:19-21 "Die dade van die vlees is duidelik: hoerery, onreinheid en losbandigheid; 20 afgodery en towery; haat, onenigheid, jaloesie, woedebuie, selfsugtige ambisie, onenigheid, faksies en afguns; dronkenskap, orgies, en dies meer. Ek waarsku julle, soos ek voorheen gedoen het, dat die wat so lewe nie die koninkryk van God sal beërwe nie."

(2) Vermy dinge wat dit veroorsaak.

(3) Vermy dinge wat jou salwing besoedel.

(4) Vermy dinge wat jou besoedel en besoedel.

4 sleutels wat jou geestelik bo sal hou.

(1) Leer om in die Heilige Gees te leef en te wandel. Galasiërs 5:16. "Daarom sê ek: Wandel deur die Gees, en julle sal nie die begeerlikhede van die vlees bevredig nie."

(2) soek die kameraadskap van ware gelowiges in Christus Jesus en volg saam met hulle. Hebreeus 10:25 "verlaat ons nie ons samekoms soos die gewoonte van sommige is nie; maar vermaan mekaar, en dit des te meer namate julle die dag sien nader kom."

(3) Bou jou geestelike spiere en kapasiteit. Judas 1:20 "Maar julle, geliefdes, bou julleself op in julle allerheiligste geloof en bid in die Heilige Gees."

(4) Uit groei die sterkman.

• Pakket van verlossing vrystel elke kind van God van die wet van vloek en dood, insluitend die wette van pornografie en masturbasie. Galasiërs 3:13 "Christus het ons losgekoop van die vloek van die wet deur vir ons 'n vloek te word, want daar is geskrywe: Vervloek is elkeen wat aan 'n hout hang." so deur die selfbevrydingsgebede eien ons toe wat die dood en opstanding van Christus Jesus vir ons verseker het. So jy staan as oorwinnaar nie 'n slagoffer nie.
• Die Bybel noem bevryding en genesing van die kinders se brood(regte) Matteus 15:26 "Maar Hy antwoord en sê: Dit is nie goed om die kinders se brood te neem en dit vir die honde te gooi nie". wat beteken dat hulle bevoorreg is vir wedergebore kinders van God, so versamel joune deur geloof.

Verlossingsgebede.

bid die onderstaande gebede hard en uit jou hart.
Here Jesus, ek het U te lank uit my lewe gehou. Ek weet dat ek 'n sondaar is en dat ek myself nie kan red nie. Ek sal nie meer die deur toemaak as ek jou hoor klop nie. Deur geloof ontvang ek dankbaar u gawe van verlossing.

Ek is gereed om U te vertrou as my Here en Verlosser. Dankie Here Jesus dat U aarde toe gekom het. Ek glo U is die Seun van God wat

vir my sondes aan die kruis gesterf het en op die derde dag uit die
dood opgestaan het.

Dankie dat U my sondes dra en vir my die geskenk van die ewige
lewe gee. Ek glo jou woorde is waar. Kom in my hart, Here Jesus, en
wees my persoonlike Verlosser. Amen.

Baie geluk jy is nou 'n kind van God en 'n wedergebore Christen.

gebed van hertoewyding vir teruggevalle.

bid die onderstaande gebede uit jou hart.

Vader in die Naam van Jesus, u Woord sê as ons ons sondes bely, is
U getrou en regverdig om ons sondes te vergewe en ons van alle
ongeregtigheid te reinig (1 Joh. 1:9). Ek bely my sondes, en ek dank
U vir u vergifnis en dat u my gereinig het. Vader, ek begeer 'n nader
wandel met die Here.

U Woord sê as ek nader aan die Here kom, sal Hy nader aan my
kom (Jakobus 4:8). Vader, ek wy my gees, my verstand, my siel en
my liggaam weer aan U toe, en ek vra U vir 'n vars salwing oor my
hele lewe. Ek dank U vir die Bloed van Jesus, wat my voortdurend
reinig van alle ongeregtigheid! Dankie Here God dat U my toelaat
om my lewe weer aan U toe te wy, In Jesus Naam. Amen!

Baie geluk jy is herstel

Selfbevrydingsgebede.
Bybellees: Psalm 51:1-4. DAG 1.

Die eerste dag van die program. Die gebed is vir elke 6 uur bv 6vm dan 6nm en 12vm ure. Bid elke gebedspunt vir 5 minute. En Bid dit hardop, nie in jou gedagtes nie. Na bybellees dan gebede.

1 Met die swaard van verlossing kap ek die hand van masturbasie oor my siel, gees en liggaam af in die Naam van Jesus.

2 Elke hand van masturbasie rondom my lewe verwelk en sterf in die Naam van Jesus.

3 Elke greep van masturbasie oor my liggaam, siel en gees versprei in die Naam van Jesus.

4 Gesag en heerskappy van masturbasie oor my liggaam, siel en gees verstrooi tot ontbinding in die Naam van Jesus.

5 Honger en dors van masturbasie sterf deur vuur in die Naam van Jesus.

6 Jy, die gees agter masturbasie, ek kom teen jou deur die Here van die leërskare in die Naam van Jesus.

7 Elke deur wat ek onbewustelik oopmaak vir masturbasie, word toegemaak met die bloed van Jesus.

8 Toegang en kraak daardie masturbasie wat gebruik is om toegang tot my lewe te kry, word verseël deur die bloed van Jesus, in die Naam van Jesus.

9 Swaard van verlossing skei my van oorgeërfde seksuele swakheid van vader en moederhuis in die Naam van Jesus.

10 Fundamentele besoedeling se Ek verbreek u verbond in die naam van Jesus.

11 Mure van Jerigo, van masturbasie in my lewe stort ineen tot ontbinding deur Heilige Gees aardbewing in die Naam van Jesus.

12 Enigiets wat masturbasie in my lewe bemagtig, sterf deur donderweer in die Naam van Jesus.

Waardeer God vir antwoorde op gebede.

Bybellees: psalm 51:4-8 DAG -2

Die program is vir elke 6 uur, bv. 06:00 dan 18:00 en 12:00. Bid elke gebedspunt vir 5 minute. En Bid dit hardop, nie in jou gedagtes nie. Na bybellees dan gebede.

13 Pyltjies van verlossing vind die voorkop van die gees van masturbasie in die naam van Jesus.

13 Elke interne tronk van masturbasie in my lewe deur donderweer en aardbewing van bevryding verstrooi tot ontbinding in die Naam van Jesus.

14 My vader, elke krag wat aan my lewe verbonde is om my lot te verkwis, word deur vuur gebraai in die Naam van Jesus.

15 Sterk manne in beheer van masturbasie in my lewe verloor jou houvas en sterf in die Naam van Jesus.

16 Gees van masturbasie Ek verpletter jou met 'n Heilige-Spook-stootskraper in die Naam van Jesus.

17 Elke mariene mag agter die kwessie van my lewe het ineengestort deur die lig van sy teenwoordigheid in die naam van Jesus.

18 Terwyl ek my hande klap (demonstreer dit deur fisies te klap), stort elke kamp van masturbasie in my lewe tot as in die Naam van Jesus.

19 Terwyl ek my hande klap (demonstreer dit deur fisies te klap) verstrooi elke ketting van masturbasie tot ontbinding in die Naam van Jesus.

20 Terwyl ek my hande klap (demonstreer dit deur fisies te klap), slaan klere, gereedskap, eiendomme en toebehore aan die brand en brand tot as in die Naam van Jesus.

21 Terwyl ek my hande klap (demonstreer dit deur fisies te klap), verstrooi en sterf 'n sterk houvas van masturbasie oor my lewe in die Naam van Jesus.

22 Terwyl ek my hande klap (demonstreer dit deur fisies te klap), spring pyle van masturbasievuur teen my private organe uit en sterf in die Naam van Jesus.

23 Terwyl ek my hande klap (demonstreer dit deur fisies te klap), steek die projeksie van masturbasie in my liggaam, siel en gees terug deur vuur in die Naam van Jesus.

Waardeer God vir antwoorde op gebede.

Bybellees: psalm 51:8-12 DAG -3.

Die program is vir elke 6 uur, bv. 06:00 dan 18:00 en 12:00. Bid elke gebedspunt vir 5 minute. En Bid dit hardop, nie in jou gedagtes nie. Na bybellees dan gebede.

24A. Terwyl ek my hande klap (demonstreer dit deur fisies te klap) altyd goeie dinge wat ek verloor het deur masturbasie, herstel ek jou sewevoudig in die Naam van Jesus.

24 Terwyl ek my hande klap (demonstreer dit deur fisies te klap), laat die krag van masturbasie my vir ewig gaan in die Naam van Jesus.

25 My pa, terwyl ek nou bid, bevry ek my liggaam, siel en gees uit die greep van masturbasie in die Naam van Jesus.

26 Terwyl ek my hande klap (demonstreer dit deur fisies te klap), vervaag elke neerslag van masturbasie op my brein en tong deur vuur in die Naam van Jesus.

27 Terwyl ek my hande klap (demonstreer dit deur fisies te klap), verdwyn elke negatiewe herinnering van die verlede vir ewig in die Naam van Jesus.

28 Terwyl ek my hande klap (demonstreer dit deur fisies te klap), versprei gesag van wellus en verleiding oor my lewe en sterf in die Naam van Jesus.

29 Stemme van masturbasie en teenwoordigheid van masturbasie om my sterf vir ewig in die Naam van Jesus.

30 U krag van die hoogste oorskadu my om die sterk man van masturbasie uit te groei in die Naam van Jesus.

31 Vuur van verlossing verbrand elke vloeistof van masturbasie in my bloed, water en liggaam in die Naam van Jesus.

32 Donderweer en aardbewing van verlossing vind die voorkop van 'n sterk man van masturbasie op wat my lewe probeer mors en hulle tot ontbinding verpletter in die Naam van Jesus.

33 My liggaam, siel en gees verwerp masturbasie in die Naam van Jesus.

34 Heilige Gees dreiner, dreineer elke vloeistof van masturbasie uit my liggaam, siel en gees in die Naam van Jesus.

35 Elke handtekening van masturbasie op my brein en tong, bloed van Jesus, vee hulle uit in die Naam van Jesus.

Bybellees: psalm 51: 16-19 DAG -4

Die program is vir elke 6 uur, bv. 06:00 dan 18:00 en 12:00. Bid elke gebedspunt vir 5 minute. En Bid dit hardop, nie in jou gedagtes nie. Na bybellees dan gebede.

36 Ek daag my liggaam, siel en gees uit met vuur in die Naam van Jesus.

37 Vuur van verlossing oorskadu my liggaam, siel en gees in die Naam van Jesus.

38 Eienskappe, gereedskap en toebehore van besoedeling en besoedeling in my liggaam vuur van verlossing en die bloed van Jesus brand dit uit in die Naam van Jesus.

39 Onbewustelike verbond en vloeke van masturbasie het ek deur die weerlig van God breek in die Naam van Jesus ingegaan.

40 Patrone van masturbasie wat my op en af volg, verstrooi tot ontbinding in die Naam van Jesus.

41 Elke woord van masturbasie wat teen my spreek, in die ryke van die gees, verstrooi en sterf in die Naam van Jesus.

42 Gevegte van besoedeling en besoedeling vanaf my fondamente sterf in die Naam van Jesus.

43 Elke vesting van wellus en verleiding in my verbeelding, word ontwortel deur 'n orkaan van verlossing in die Naam van Jesus.

44 Ek stel my gedagtes en verbeelding onder onderwerping, van die heerskappy van Christus Jesus.

45 Ek bou vuurpilare rondom my gedagtes en verbeelding in die Naam van Jesus.

46 Ek draai die mariene koninkryk onderstebo vir my totale verlossing in die Naam van Jesus.

47 Vermorsers van my pa en ma se huis, ek verwerp jou opdragte in my lewe. sterf in die naam van Jesus.

48 Elke goeie deurmasturbasie sluit teen my, maak sewevoudig oop in die Naam van Jesus.

Die program is vir elke 6 uur, bv. 06:00 dan 18:00 en 12:00. Bid elke gebedspunt vir 5 minute. En Bid dit hardop, nie in jou gedagtes nie. Na bybellees dan gebede.

49 Elke masturbasie van die hemel wat naby my is, wees oop in die Naam van Jesus.

50 Krag van stagnasie en beperkings verloor jou houvas oor my lewe en sterf in die Naam van Jesus.

51 Elke vorm van duisternis oor my lewe, word blootgestel deur lig in die Naam van Jesus.

52 Laat die lig van God my van elke duisternis ontkoppel in die Naam van Jesus.

53 lig van God wat skande en duisternis verpletter my lewe in die Naam van Jesus oorskadu.

54 Lig van God wat die duisternis ontwapen en my liggaam, siel en gees omvou in die Naam van Jesus.

55 Lig van God oorskadu my fondamente en swakheid in die Naam van Jesus.

56 Elke trie van duisternis in my bloed, water en oorspronklike, word uitgespoel deur lig in die Naam van Jesus.

57 Lig van God inkubeer my oorspronklike, siel, gees en liggaam in die Naam van Jesus.

58 Heilige Gees laat u lig, bliksem my verbeelding en oorspronklik in die Naam van Jesus.

59 My pa laat jou lig 'n vorm van duisternis rondom my lewe verjaag in die Naam van Jesus.

60 Ek ontwapen masturbasie deur lig in die Naam van Jesus.

Waardeer God vir antwoorde op gebede.

Bybellees: Efesiërs 6:10-14 DAG -6.

Die program is vir elke 6 uur, bv. 06:00 dan 18:00 en 12:00. Bid elke gebedspunt vir 5 minute. En Bid dit hardop, nie in jou gedagtes nie. Na bybellees dan gebede.

61 Ek het masturbasie deur lig oorwin in die Naam van Jesus.

62 Laat jou deur die woord van die Here lig wees op my verbeelding in die Naam van Jesus.

63 U lig van God wat die gevangene vrygemaak het om my siel, liggaam en gees in die Naam van Jesus.

64 Elke binnemuur van masturbasie verdwyn en stort ineen deur lig in die Naam van Jesus.

65 Vreemdelinge van masturbasie in my stelsels storm ek teen die rots van eeue in die Naam van Jesus.

66 Vreemdelinge van masturbasie in my liggaam, siel en gees verdwyn en sterf in die Naam van Jesus.

67 Vreemdelinge van masturbasie wat my lewe mors, verdwyn van u verborge plek in die Naam van Jesus.

68 Vreemdelinge agter masturbasie wat in my verlang, sterf deur die toorn van die Here in die Naam van Jesus.

69 Vreemdelinge agter masturbasie begeertes in my siel, salto en sterf in die naam van Jesus.

70 Jou honger na masturbasie in my lewe sterf in die naam van Jesus.

71 Broeikas in my lewe. word deur die hoë spanning van Heilige Gees geëlektrokus, en sterf in die Naam van Jesus.

72 Heilige Gees, huidige gebraaide broeikas en sy aktiwiteite in my lewe om te as in die Naam van Jesus.

73 Ek stort die toorn en toorn van God oor die gees van masturbasie in die Naam van Jesus.

Waardeer God vir antwoorde op gebede.

Bybellees: Handeling 8:1-7 DAG -7

Die program is vir elke 6 uur, bv. 06:00 dan 18:00 en 12:00. Bid elke gebedspunt vir 5 minute. En Bid dit hardop, nie in jou gedagtes nie. Na bybellees dan gebede.

74 My pa, my pa, enige vreemdeling wat die doel van God in my lewe beveg, verdor en sterf in die Naam van Jesus.

75 My pa, my pa, enige vreemdeling wat indirek in my lewe teen God veg, waarvoor wag jy? Sterf in die naam van Jesus.

76 My pa, my pa, enige vreemdeling wat my oorspronklike, siel en lot met masturbasie beveg, jou einde het gekom. Sterf in die naam van Jesus.

77 My pa, my pa terwyl ek begin bid, slaan elke interne altaar van besoedeling en besoedeling aan die brand en braai tot as in die Naam van Jesus.

78 My pa, my pa, terwyl ek begin bid, steek ek die kampe van besoedeling en besoedeling aan die brand in die Naam van Jesus.

79 My vader, my vader staan op en laat broeikas uit die ryke van die gees ontwortel word, in die Naam van Jesus.

80 My vader, my vader staan op met u donderslag en laat broeisel uit my lewe verval in die Naam van Jesus.

81 Gifstowwe van mariene magte in my bloed, water, oorspronklik en droog op deur vuur in die Naam van Jesus.

82 Elke teken van verleiding en wellus in my lewe. Bloed van Jesus vee hulle op in die Naam van Jesus.

83 Merke van mariene heksery in my lewe. Heilige-spook vuur brand hulle uit in die Naam van Jesus.

84 Enigiets in my, wat saamwerk met donker magte, word ontwortel uit die ryke van die gees in die Naam van Jesus.

85 My pa, my pa, elke vreemde gees van masturbasie in my lewe en lot laat die hand van God jou in stukke slaan in die Naam van Jesus.

Waardeer God vir antwoorde op gcbcdc.

Bybellees: Eksodus 11:1-10 DAG - 8.

Die program is vir elke 7 uur, bv. 07:00 en 19:00. Bid elke
gebedspunt vir 14 minute. Bid dit asseblief hardop, nie in jou
gedagtes nie. Na bybellees dan gebede.

86 U vinger van God skei my van die gees van masturbasie in die
Naam van Jesus.

87 Hand van God het die voorkop van masturbasie in my lewe
verpletter in die Naam van Jesus.

88 Elke versterking van mariene magte oor my lewe seebewing,
aardbewing en orkaan van bevryding het hulle in stukke in die Naam
van Jesus gebreek.

89 Verborge verbond van mariene magte, borg masturbasie in my
lewe breek deur donderweer in die naam van Jesus.

90 Elke deur wat ek vir demone in my lewe deur pornografie
oopmaak, moet naby die bloed van Jesus wees.

91 Onbewustelike verbond van geestelike huwelik in my lewe,
breek deur vuur in die naam van Jesus.

92 Verbond en vloeke onder die see en in die tweede hemel spreek
masturbasie in my lewe in. Heilige Gees vind en breek hulle in die
Naam van Jesus.

Waardeer God vir antwoorde op gebede.

Die program is vir elke 3 uur, bv 15:00, 18:00, 21:00 en 12:00. Bid elke gebedspunt vir 2 minute. En Bid dit hardop, nie in jou gedagtes nie. Na bybellees dan gebede.

93 Heilige Gees vind die kop van 'n hardnekkige mariene sterk man wat weier om my te laat rus. Sny die kop af in die Naam van Jesus.

94 Enige menslike agent van die duisternis wat masturbasie gebruik om toegang tot my lewe te kry. Jou boosheid werk terug met donderweer en weerlig in die Naam van Jesus.

95 Heilige Gees vind die ruggraat van masturbasie in my lewe en slaan hulle in stukke in die Naam van Jesus.

96 Gees van masturbasie in my lewe vandag, ek verklaar jou einde. Sterf in die naam van Jesus.

97 My pa, my pa, ek is nie 'n kandidaat vir masturbasie nie. verlos my deur vuur in die Naam Jesus.

98 Masturbasie Ek verloën jou, ek verwerp jou, verloor jou greep oor my emosie en sterf in die naam Jesus.

99 Vreemdelinge van masturbasie word opgedra om my sterre, glorie en lot af te lei. Jy is 'n leuenaar. Sterf deur vuur en donderweer in die Naam van Jesus.

100 My pa, my pa, ek herwin my sterre, glorie, potensiaal en lot in die Naam van Jesus.

101 Slange van masturbasie braak elke goeie ding wat jy in my lewe insluk uit met die vinger van God in die Naam van Jesus.

102 My vader my God, my vader my verlosser, my vader my maker, elke vreemdeling wat nee sê vir die bediening van God in my lewe. Heilige-spook vuur verteer hulle in die Naam van Jesus.

103 My vader my God, my vader my verlosser, my vader my maker. Verlam vreemdelinge wat geweier het om my in die naam Jesus te laat wees.

Waardeer God vir antwoorde op gebede.

Bybellees: Josua 6:15-21 DAG -10.

Die program is vir elke 6 uur, bv. 06:00 dan 18:00 en 12:00. Bid elke gebedspunt vir 5 minute. En Bid dit hardop, nie in jou gedagtes nie. Na bybellees dan gebede.

104 My vader my God, my vader my verlosser, my vader my maker. Gaan deur my siel, gees en liggaam, en skei my van elke geestelike entiteit wat opgedra is om my jeugdigheid in die Naam van Jesus te mors.

105 Jehovah, die krygsman, staan op, laat my innerlike vyand verstrooi tot ontbinding in die Naam van Jesus.

106 Mariene registers bevat my name, slaan aan die brand en brand tot as in die naam van Jesus.

107 My vader my God, my vader my verlosser, my vader my maker, heilig my verstand in die Naam van Jesus.

108 Heilige Gees reinig my verstand, gedagtes en verbeelding in die Naam van Jesus.

109 Elke skade aan my verstand en verbeelding aangerig deur wellus en masturbasie. Heilige Gees herstel hulle in die Naam van Jesus.

110 Ek ontvang gesonde verstand in die Naam van Jesus.

111 Ek onttroon wellus en masturbasie uit my verstand en verbeelding in die Naam van Jesus.

112 Elke gedagte wat God nie in my lewe sal verheerlik nie, sal nooit toegang tot my gedagtes kry in die Naam van Jesus nie.

113 Magte van seksuele perversies Ek is nie jou kandidaat nie, sterf dus in die naam van Jesus.

114 towerspreuke van seksuele perversie oor my lewe breek en brand in die Naam van Jesus.

115 Seksuele perversies sal nie voorspoedig wees in my lewe in die Naam van Jesus nie.

Waardeer God vir antwoorde op gebede.

Bybellees:in Daniël 10:12-14 DAG -11.

Die program is vir elke 6 uur, bv. 06:00 dan 18:00 en 12:00. Bid elke gebedspunt vir 5 minute. En Bid dit hardop, nie in jou gedagtes nie.

116 Gesag en heerskappy van seksuele perversies oor my lewe Ek slaan jou in stukke met die naam van Jesus, in die Naam van Jesus.

117 Gees van die laaste dae sal nie my siel oes in die Naam van Jesus nie.

118 Gevangenisse van seksuele perversic oor my siel en gees aardbewing van bevryding verstrooi hulle in naam van Jesus.

119 Vesting van seksuele perversie in my gedagtes Rots van eeue slaan hulle in stukke in die Naam van Jesus.

120 Pyle van wellus en seksuele perversie wat in my gedagtes gevuur word, slaan terug in die Naam van Jesus.

121 Leer van wellus, masturbasie, verleiding, besoedeling en seksuele perversie in my liggaam, siel en gees vuur van verlossing verbrand hulle tot as in die Naam van Jesus.

122 Mariene lere skuil in my lyf en wag vir 'n geleentheid om deure oop te maak. Word ontwortel deur donderweer in die Naam van Jesus.

123 Gevangenisse se meter van masturbasie versprei tot ontbinding in die naam van Jesus.

124 Die Vuur van God verteer elke vreemdeling wat nee sê vir die bediening van God in my lewe. In die naam van Jesus.

125 Verterende vuur verskyn in my geveg in die naam van Jesus.

126 Elke bediening van masturbasiekrag in my liggaam vandag verwerp ek jou deur vuur in die Naam van Jesus.

127 My pa, my pa, as ek begin bid, verloor elke greep van masturbasie in my lewe jou greep heeltemal in die Naam van Jesus. Waardeer God vir antwoorde op gebede.

Bybellees: Daniël 1; 5-9 DAG -12.

Die program is vir elke 6 uur, bv. 06:00 dan 18:00 en 12:00. Bid elke gebedspunt vir 5 minute. Bid dit hardop, nie in jou gedagtes nie.

128 My pa, my pa, elke sterk man van masturbasie wat my lewe wil mors, ek mors jou vandag in die Naam van Jesus.

129 Rotse van verlossing slaan die skedel van masturbasie in die naam van Jesus in stukke.

130 Elke verkwister van masturbasie word deur vuur vermors in die Naam van Jesus.

131 Elke eiendom, gewig en gereedskap van masturbasie wat toegewys is om my totale verlossing te verhinder. Met donderweer spring uit en sterf in die Naam van Jesus.

132 Enigiets verteenwoordig my in die koninkryk van duisternis. Vang aan die brand en verbrand tot as in die Naam van Jesus.

133 Deur die bloed van Jesus oorwin ek die gees van masturbasie in die Naam van Jesus.

134 Deur die sprekende bloed van Jesus verpletter ek die sterk man van masturbasie in die Naam van Jesus.

135 Deur die maagdelike bloed van Jesus het ek die sterk man in 'n poel van vuur in die Naam van Jesus begrawe.

136 Elke geestelike koord verbind my met masturbasie. Met die vinger van God slaan ek jou in stukke in die Naam van Jesus.

137 Deur die oorwinnende bloed van Jesus oorwin ek elke versterking van masturbasie en mariene kragte in die Naam van Jesus.

138 Salwing wat die juk breek oor skaduwee van my liggaam, siel en gees in die Naam van Jesus.

139 Salwing wat die juk oor skadu breek my oorspronklike, emosie en verbeelding in die naam van Jesus.

Bybellees: Galasiërs 5;19-25 DAG -13.

Die program is vir elke 6 uur, bv. 06:00 dan 18:00 en 12:00. Bid elke gebedspunt vir 5 minute. En Bid dit hardop, nie in jou gedagtes nie. Na bybellees dan gebede.

140 Salwing wat die juk oor skaduwee my droomwêreld breek, in die naam van Jesus.

141 Salwing wat die juk oor skadu breek my wilskrag. vir innerlike krag in die Naam van Jesus.

142 Salwing wat die juk breek oor skadu my, vir seksuele reinheid in die Naam van Jesus.

143 My geslagsorgane sal nie gebruik word om duisternis in die Naam van Jesus te verheerlik nie.

144 Salwing wat die juk breek oor skaduwee my geslagsorgaan, vir reinheid in die Naam van Jesus.

145 Salwing wat die juk breek, wis elke wettige grond van masturbasie en mariene kragte in my lewe uit in die Naam van Jesus.

146 Salwing wat die juk breek, beantwoord elke vraag van mariene magte in my lewe. in die naam van Jesus.

147 Salwing wat die juk breek gaan deur my liggaam, siel en gees en ontwortel elke oorblyfsel van mariene magte in die naam van Jesus.

148 U mag van die hoogste oorskadu my vir heerskappy en gesag oor masturbasie en mariene magte in die naam van Jesus.

149 U krag van die hoogste oorskadu my, vir groeiende masturbasie en mariene kragte in die Naam van Jesus.

150 U krag van die hoogste oorskadu my vir goddelike spiere in die Naam van Jesus.

Bybel lees. Handelinge 1:6-9 en Handelinge 2:1-10. DAG -14.

Die program is vir vroeë oggend- en middernagtelike ure, bv 6vm en 12nm. Bid elke gebedspunt vir 10 minute. En Bid dit hardop, nie in jou gedagtes nie.

151 U krag van die hoogste oorskadu my vir goddelike immuniteit teen masturbasie en mariene magte in die naam van Jesus.

152 U krag van die hoogste oorskadu my vir heiligheid en geregtigheid in die Naam van Jesus.

153 U krag van die hoogste oorskadu my om in die Gees te wandel, in die Naam van Jesus.

154 U krag van die hoogste oorskadu my om te sterf aan werke van die vlees in die Naam van Jesus.

155 U krag van die hoogste oorskadu my oë vir reinheid in die Naam van Jesus.

156 U krag van die hoogste oorskadu my om my verlossing in die Naam van Jesus te handhaaf.

157 U krag van die hoogste oorskadu my, vir diep volgskip.

158 Here Jesus doop my met Heilige Gees en krag. In die naam van Jesus.

159 Heilige Gees leef deur my die soort lewe wat jy wil hê ek moet leef in die naam van Jesus.

160 Heilige Gees demonstreer u rou krag in my lewe in die Naam van Jesus.

161 Heilige Gees inkubeer my met vuur en krag in die Naam van Jesus.

Bybellesing: 1 Korintiërs 2:1-16 DAG -15.

Die program is vir elke 6 uur, bv. 06:00 dan 18:00 en 12:00. Bid elke gebedspunt vir 5 minute. En Bid dit hardop, nie in jou gedagtes nie.

162 Heilige Gees maak Jesus werklik in my lewe in die Naam van Jesus.

163 Heilige Gees het my aan die brand gesteek as 'n houer van die koninkryk in die Naam van Jesus.

164 Heilige Gees het my siel en gees aan die brand gesteek in die Naam van Jesus.

165 Heilige Gees maak my te warm vir masturbasie en mariene kragte in die Naam van Jesus.

166 Heilige Gees vloei deur my vir werke van geregtigheid, in die Naam van Jesus.

167 Heilige Gees gebruik my bo my verbeelding in die naam Jesus.

168 Heilige Gees Ek gee my liggaam, siel en gees in u hand oor om alles aangaande my te vervolmaak. In die naam van Jesus.

169 Heilige Gees laat jou teenwoordigheid nooit ophou in my lewe in die Naam van Jesus nie.

170 Heilige Gees maak die atmosfeer heilig of heiligste my normale atmosfeer in die Naam van Jesus.

171 Heilige Gees laat my liefhê wat jy liefhet en om te haat wat jy haat in die Naam van Jesus.

172 Heilige Gees laat jou teenwoordigheid my klimaat inkubeer in die Naam van Jesus.

173 Heilige Gees bedien deur my lewe in die naam van Jesus.

Bybellesing: 1 Korintiërs 3:1-17 DAG -16.

Die program is vir elke 6 uur, bv. 06:00 dan 18:00 en 12:00. Bid elke gebedspunt vir 5 minute. En Bid dit hardop, nie in jou gedagtes nie.

174 In die naam van Jesus dra ek die volheid van Heilige Gees in my liggaam, siel en gees in die naam van Jesus.

175 Deur die krag van Heilige Gees eis ek 'n 360 grade ontmoeting wat my sal transformeer in die orde van heilige Paulus in die naam van Jesus.

176 Heilige Gees wat my salf met u teenwoordigheid in die Naam van Jesus.

177 Daardie goddelike varsheid wat net die Heilige Gees kan gee, ek eis dit in die naam van Jesus.

178 Deur die krag van Heilige Gees sal ek nooit geestelik droog wees in die Naam van Jesus nie.
179 Deur die krag van Heilige Gees, dink ek, stel my voor en wandel in die Gees in die naam van Jesus.

180 Deur die krag van Heilige Gees sal my oë nooit gruwel, vuilheid, ongeregtigheid en elke vorm van onreinheid in die Naam van Jesus aanskou nie.

181 Deur die krag van Heilige Gees wandel ek in die Gees in die Naam van Jesus.

182 Deur die krag van Heilige Gees leef ek 'n herlewingslewe, daagliks in die naam van Jesus.

183 Deur die krag van Heilige Gees leef ek bo die vlees in die Naam van Jesus.

184 Deur die krag van Heilige Gees maak ek die stemme van die vlees stil in die naam van Jesus.

185 Deur die krag van Heilige Gees sal die vlees nooit oor my heers in die Naam van Jesus nie.

185b Heilige Gees verpletter godsdiens uit my en maak Jesus werklik in my lewe, in die Naam van Jesus.

185c Heilige Gees laat jou ontmoeting my by Jesus indruk in die Naam van Jesus.

Bybellees: Kolossense 3: 1-17 DAG -17.

Die program is vir elke 6 uur, bv. 06:00 dan 18:00 en 12:00. Bid elke gebedspunt vir 5 minute. En Bid dit hardop, nie in jou gedagtes nie.

186 Deur die krag van Heilige Gees sal die bediening van die vlees nooit deur my manifesteer in die Naam van Jesus nie.

187 Deur die krag van Heilige Gees gee ek myself as 'n lewende offer in die Naam van Jesus.

188 Ek dra my liggaam, siel en gees toe aan God, in die Naam van Jesus.

189 Bediening van die Heilige Gees manifesteer in my lewe in die naam van Jesus.
190 Heilige Gees bedien deur my lewe in die naam van Jesus.

191 Heilige Gees inkubeer my met u krag en teenwoordigheid in die Naam van Jesus.

192 Heilige Gees skep honger en dors in my, wat net jou teenwoordigheid kan bevredig in die Naam van Jesus.

193 Heilige Gees blaas die asem van opstanding in my siel en gees in in die Naam van Jesus.

194 Deur krag van die Heilige Gees. Krag van opstanding oorskadu my in die Naam van Jesus.

195 My innerlike mens dra vuur in die Naam van Jesus.

196 Heilige Gees vloei deur my in die naam van Jesus.

197 Heilige Gees gebruik my om ander te transformeer in die naam van Jesus.

198 Heilige Gees maak my liggaam, siel en gees lewend in die Naam van Jesus.

Bybellees: Job 42:10-17 DAG -18.

Die program is vir elke 6 uur, bv. 06:00 dan 18:00 en 12:00. Bid elke gebedspunt vir 5 minute. Bid dit hardop, nie in jou gedagtes nie.

199 Elke goeie ding wat ek verloor het as gevolg van masturbasie en mariene kragte, herstel ek deur die krag van Heilige Gees in die naam Heilige Gees.

200 Elke goeie deur wat teen my gesluit is, oopgemaak deur die krag van Heilige Gees in die Naam van Jesus.

201 Elke menslike agent van die duisternis wat my glorie, ster, lewensmiddele en lot gebruik om te skyn deur die krag van Heilige Gees, ek plunder jou deur donder en swael. Ek herstel alles in die Naam van Jesus.

202 Heilige Gees besoek onder die see en tweede hemel vir my totale herstel in die Naam van Jesus.

203 Vingers van God gaan deur die land van die dooies, die land van die lewendes, trone van duisternis, pakhuis van duisternis, altaar van duisternis en plek van duisternis en herstel al my vermorste jare terug in die Naam van Jesus.

204 O God van Elia staan op deur vuur en swawel en het my gesteelde geleenthede in die Naam van Jesus teruggekry.

205 Leërskare van die hemele gaan na kampe van die vyand en plunder hulle in die Naam van Jesus.

206 My verspilde pogings, my vermorste pogings en my vermorste energie, ek herstel jou deur vuur in die Naam van Jesus.

207 Engele van die lewende God gaan en herstel alles wat ek verloor het in die Naam van Jesus.

208 Elke goeie ding wat geestelike armrower van my gesteel het, deur die droomwêreld herstel ek julle almal in die Naam van Jesus.

209 Elke goeie ding wat droommisdadigers van my gesteel het, herstel ek julle almal in die Naam van Jesus.

Bybel: lees Joël 2:25-27 DAG -19.

Die program is vir elke 6 uur, bv. 06:00 dan 18:00 en 12:00. Bid elke gebedspunt vir 5 minute. En Bid dit hardop, nie in jou gedagtes nie.

210 Elke goeie ding sluk geestelike rotte en slange deur my droom, deur donderweer en swawel braak hulle uit in die Naam van Jesus.

211 Elke nabye hemel in my lewe as gevolg van masturbasie, pornografiese en mariene kragte gaan sewevoudig oop in die Naam van Jesus.

212 Ek kry my bevordering in die naam van Jesus.

213 Ek herwin al my saad deur vuur in die Naam van Jesus.

214 Ek herwin my rykdom, bereik, my oorspronklike en guns in die Naam van Jesus.

215 Ek herstel deur vuur en dwing my klere van rykdom, my klere van Vreugde, my klere van oorvloed, my klere van vrugbaarheid en klere van goeie gesondheid in die Naam van Jesus.

216 Ek herwin my eer, innerlike vrede en gemoedsrus terug in die Naam van Jesus.

217 Ek het my deurbraak teruggekry. In die naam van Jesus.

218 Ek herwin al my hangende en aangehoue seëninge in die Naam van Jesus.

219 Ek skud die fondamente van die skathuis van duisternis vir my totale herstel in die Naam van Jesus.

220 Elke menslike agent van die duisternis wat masturbasie gebruik om toegang tot my lewe te kry. Met vuur, met geweld versamel ek elke goeie ding wat na jou kant toe kom. In die naam van Jesus.

221 Deur die krag van opstanding verklaar ek sewevoudige herstel in alle areas van my lewe in die Naam van Jesus.

222 Elke goeie ding wat slange en skerpioene in my lewe ingesluk het deur masturbasie en pornografiese vuur, kry ek jou terug in die naam Jesus.

223 Skathuis van duisternis, deur orkaan, seebewing, aardbewing van verlossing en ek skud jou fondamente vir sewevoudige herstel in die Naam van Jesus.

Bybellees: Joël 2:25-27 DAG -20.

Die program is vir elke 6 uur, bv. 06:00 dan 18:00 en 12:00. Bid elke gebedspunt vir 5 minute. En Bid dit hardop, nie in jou gedagtes nie.

224 Ek draai die mariene koninkryk onderstebo vir volledige herstel in die naam van Jesus.

225 Vinger van God gaan deur en deur en soek elke goeie ding uit wat die vyand in my lewe gesteel het deur masturbasie en pornografie in die Naam van Jesus.

226 Hemelse skrynwerkers gaan deur die fisiese en geestelike ryke en herstel elke goeie ding wat ek verloor het in die Naam van Jesus.

227 Ek ontvang heerskappy en gesag om die lewe ten volle te leef in die Naam van Jesus.

228 Elke ding wat deur God geskep is, werk met my saam in die Naam van Jesus.

229 Elke krag van wellus en masturbasie wat teen my wil versterk, misluk in die Naam van Jesus.

230 Elke geveg wag vir my. Strooi in die naam van Jesus.

231 Onbewustelike verbond van geestelike eggenoot as gevolg van pornografiese en masturbasie in my lewe breek en verstrooi in die naam van Jesus.

232. 360 grade kettings van geestelike huweliksmaats in my lewe. Ek slaan jou in stukke in die Naam van Jesus.

233 Elke wettige grond van die geestelike gade in my lewe, die bloed van Jesus wis dit uit, in die naam van Jesus.

234 Ek verloën. Ek veroordeel elke geestelike huweliksmaat in my lewe in die Naam van Jesus.

235 Rotse van eeue sloop die voorkop van die geestelike eggenoot in my lewe in die Naam van Jesus.

236 Elke deure masturbasie en pornografiese oopmaak vir geestelike eggenoot in my lewe. Bloed van Jesus sluit dit vir ewig toe in die Naam van Jesus.

237 Persoonlikhede van geestelike huweliksmaats in my lewe. Sterf in die naam van Jesus.

Bybellees: Joël 2:25-27. DAG -21.

Die program is vir een nagwaak Bid elke gebedspunt vir 7 minute. En Bid dit hardop, nie in jou gedagtes nie.

238 Ek herwin elke goeie ding wat geestelik gesteel is in my lewe in die Naam van Jesus.

239 Kleredrag van geestelike huweliksmaats in my lewe slaan aan die brand en brand tot as in die Naam van Jesus.

240 Juk en slawerny van geestelike huweliksmaat Ek slaan jou in stukke in die Naam van Jesus.

241 Tekens van die geestelike eggenoot braai tot as in die naam van Jesus.

242 Embargo van duisternis oor my lewe. Deur donderweer vernietig ek jou in die Naam van Jesus.

243 Verbond en tekens wat, geestelike eggenoot in my lewe sal terugbring. Deur aardbewing van verlossing, breek en verstrooi in die Naam van Jesus.

244 O God van Elia, staan op en maak 'n einde aan mariene slawerny in my lewe in die Naam van Jesus.

245 Ek ontvang wysheid en begrip om my verlossing in die Naam van Jesus te handhaaf.

246 Ek ontvang genade om die salwing in my lewe in die Naam van Jesus aan te vuur.

247 Ek ontvang genade vir insig om in totale vryheid te wandel in die Naam van Jesus.

248 Vader, dankie dat U my vrygemaak het in die Naam van Jesus.

249 Ag God dankie vir herstel in die naam van Jesus.

250 My pa, my pa, dankie vir die oorwinning wat jy my gegee het. In die naam van Jesus.

251 Ek ontvang 'n Heilige Gees ontmoeting vir 'n 360 grade geestelike draai om in die Naam van Jesus.

252 Goddelike ontmoetings wat my in die Here sal vestig, oorskadu my lewe in die Naam van Jesus.

253 Heilige Gees gee my 'n besoek wat ek nooit sal vergeet nie. In die naam van Jesus.

254 Bediening van die Heilige Gees breek uit op my lewe in die naam Jesus.

255 Heilige Gees val my liggaam, siel en gees in deur vuur in die Naam van Jesus.

256 Heilige Gees open my begrip rakende jou persoon in die naam van Jesus.

257 Heilige Gees Ek ontvang die geheim van jou bediening in die Naam van Jesus.

258 Heilige-Gees Ek rus onder u vleuels in die Naam van Jesus.

259 Heilige-Gees laat u teenwoordigheid my oorspronklike oorweldig in die Naam van Jesus.
260 Heilige Gees plaas u seël op my lewe in die Naam van Jesus.

 Gee die Here 'n dansoffer (Speel gospelmusiek en dans voor God as offer vir ten minste 30 minute.)

Hoe om jou bevryding te handhaaf.

• Moenie teruggaan na dinge wat die gewoontes aanwakker nie.

• Vernuwe jou gedagtes daagliks met skrifte veral in die oggend.

• Soek Bybelgelowige kerke en begin dit daagliks bywoon en sluit aan by 'n eenheid of groep in die kerk. As jy nie het nie.

• Vermy elke vorm van seks buite die huwelik.

• As 'n getroude paartjie vermy anale en orale seks.
• Groei in die Here.
• Koop en lees goeie Christelike lektuur wat jou sal help om geestelike krag te groei.

• Luister na christenmassering.
• Vermy dinge wat jou sal salf. bv erotiese roman, naakprente.
• Vermy intieme vriende wat jou weer in die dade kan lok.

• Oefen altyd jou stiltetyd alleen en meestal in die oggend.
• Vra altyd die Heilige Gees om in jou lewe in te kom, elke oggend opnuut om jou te lei en te rig. vra ook vir vars krag.

• Vermy harde dwelms, alkoholiese of enige middel wat bedwelm.
• Verwerp en bestraf wellustige gedagtes. Veral as jy alleen is.

• Vlug vir elke voorkoms van pornografie.
        Gereelde vrae.

1 Wat moet ek doen as ek konstant seks in die droom het tydens hierdie program of daarna?

Oplossing:

Meestal sal die wakker word uit so 'n droom die persoon geestelik swak maak. En vol wellustige gedagtes.

Redes: droombesoedeling of besoedeling.

Oplossing: bely die handelinge aan God as sonde en kanselleer die geestelike en fisiese gevolge van die besoedelende droom, reinig jou liggaam, siel en gees met die bloed van Jesus vir reiniging en weer heelheid.

(2) wat doen ek as die drang kom voordat my bevryding voltooi is?

Oplossing:

seksuele drang is normaal, is deel van wat ons seksuele drange uitmaak, en dieselfde is hierdie keer ons mense. En is 'n teken dat jy volwasse is of volwasse word.

Maar die drang na masturbasie?

Dit sal meestal gebeur wanneer die persoon alleen is, vroeg in die oggend of by die aanskoue van pop-up (advertensies) pornografie en naakprente.

Redes: die vyande kan gedagtes in ons gedagtes projekteer.

Oplossing: bid so in jou gedagtes... Ek neem my plek in in die hemelse plekke waar Christus aan die regterhand van God sit. Heilige Gees vervul my met u teenwoordigheid. Vul my om oor te loop in die Naam van Jesus. Sê dit herhaaldelik totdat jy die Here se teenwoordigheid voel, die drang sal die natuur verdwyn.

(3) Na my bevryding kan ek teruggaan en pornografiese flieks kyk sedert ek afgelewer is?

Oplossing: NEE.

Redes: (A) dit sal weer besoedeling en besoedeling veroorsaak.

(B) dit sal 'n atmosfeer van wellus rondom jou skep.

(C) dit sal jou geestelik ongeskik maak.

(D) dit sal deure oopmaak vir demone om toegang tot 'n persoon se lewe te kry.

(E) Dit sal veroorsaak dat die slawerny weer terugkom.

(4) wat is die tekens dat my verlossing volkome is?

Oplossing: die drang, lus en honger na masturbasie sal nie meer daar wees nie.

Redes: (A) die demone daaragter word geestelik verpletter.

(B) Geen demone meer nie, so die drang, drang en begeerte vir masturbasie sterf natuurlik.

(5) Ek het meer as 15 jaar masturbasie beoefen en die newe-effekte word op my liggaam uitgespreek. Kan ek ooit daarvan herstel?

Oplossing: JA..

Redes:(A) ons moringa-kruiestroop kan dit binne 6 maande omkeer.

(B) ons stroop bevat al die vitamiene wat die liggaam nodig het om homself te herstel.

(C) ons stroop bevat meer as 46 antioksidante.

(6) Ek het opgehou masturbeer soos 3 weke gelede maar nou het ek nie weer ereksies nie. Wat moet ek doen om my ereksie te herstel?

Oplossing: erektiele disfunksie is deel van newe-effekte van oormatige masturbasie.

Oplossing: die liggaam het rus, herstel en volle herstel nodig. Gee dit so 30 dae en jy sal 'n paar ereksies begin opmerk. Vermy asseblief masturbasie. Ons kruie sal help om die genesingsproses te versnel.

(7) Ek is vernietig weens masturbasie, Swakheid en moegheid. Kan ek daarvan herstel?
Oplossing: JA.
Rede:(A) ons moringakruie sorg daarvoor.

(8) Ek het my selfbevrydingsgebede voltooi soos voorgeskryf in hierdie boek. Ek het nog min lus vir masturbasie. Wat moet ek doen?
Oplossing: herhaal die gebedsprogram weer. Hierdie keer sluit dit aan by vas. Gaan asseblief voort totdat die drang heeltemal verdwyn. Min word nie toegelaat nie.

(9) Wat is die tekens wat ek moet verwag tydens die selfbevrydingsgebedsprogram aangesien bevryding in my lewe plaasvind?
   (a) Fisies braking, moenie dit stop nie. Laat dit uitvloei.
   (b) Voel lus om van jou maag af op te gooi. Moenie dit stop nie, laat die vreemdelinge toe om heeltemal uit te kom is deel van bevryding.
   (c) Gereelde urinering.
   (d) Gereelde waterige uitskeiding.
   (e) Lopende maag (vreemde beweging in die maag)
   (f) persoonlikheid wat uit jou liggaam loop, veral wanneer jy slaap. Vir vrae kontak ons gerus met die onderstaande mediums.

Blog oor sondige gewoonte Onthulling Masturbasie.
+2348075320971 +2348148849602.

HOOFSTUK VYF WERKOPDRAGTE.

Beantwoord asseblief die vrae en stuur dit aan e-pos
 adres hieronder vir gradering en berading.
pastordonaldonyekaugwu@gmail.com

(1) Wat is jou persoonlike snellers en wat is die beste manier vir jou
om dit te vermy?______ ______ _____ ______ ______ ______ ______

______ ______ ______ ___

(2) Noem vyf maniere om jou gedagtes met positiewe gedagtes te
vul?_____ _______ ________ _________ _______________________

______________ ________

(3) In ooreenstemming met hoofstuk vyf is jou verstand 'n gebied
wat gelei en beskerm moes word. Lees Spreuke 4:23 van Bybel uit
ses verskil vertaling en skryf neer wat die vers oor die verstand of
hart gesê het.

(4) Noem 20 dinge wat 'n masturbasie 'n bevrydingsgeval sal maak?

(5) Wat is die vier belangrikste sleutels om jou bevryding te
handhaaf en te onderhou?

(6) Wat is die vier sleutels wat jou geestelik bo sal hou?________

__________ ____________ __________ __

(7) Wat is jou uitdaging en ervaring met die gebede?________

_______ _________ _______ _______ ________ ________ ________

____

(8) Hoe is jou drome tydens die selfbevrydingsgebede? Deel u
drome of enige vreemde gebeurtenis tydens die gebedsprogram met
my?

(9) Noem 13 maniere om jou bevryding te handhaaf?___________

_______ _________ ________ _______ ___________

______________ ________

(10) Wat is die sterktevlakke vir masturbasiedrang nou?_______

______ __________ _________ _______

__________ ________ ________ ________

HOOFSTUK SES.

OMKEER DIE NEWE-EFFEKTE VAN OORTREFFENDE MASTERBASIE.

Kom ons kyk weer na die newe-effekte-

• Moegheid of chroniese moegheid.

• Slaapversteurings (slapeloosheid of hipersomnie).

• Lae rugpyn as gevolg van verlies aan kalsium as gevolg van oormatige verlies van seminale vloeistof.

• Afname in spermtelling.

• Verlies aan seksuele sensitiwiteit.

• Fisiese en geestelike moegheid omdat dit baie energie behels.

• Vinnige veroudering. As gevolg van die verlies van oortollige vitale vloeistof, begin die menslike liggaam baie vinnig verouder.

• Dit lei tot hormonale verandering of in-balans in die liggaam.

• Verloor geheue.

• Droë vel.

• Interne hitte in die liggaam.

• Dit veroorsaak voortydige ejakulasies

• Dit laat penis krimp, ek bedoel nie groei tot volle grootte nie.

• Dit veroorsaak ereksieprobleem (erektiele disfunksie)

• Dit veroorsaak hareval wanneer 'n man ook al by oormatige seksuele aktiwiteit betrokke is

DHT (Dihydrotestosteroon) vlak verhoog binne die liggaam, en dit verhoed haargroei, wat ook haarverlies veroorsaak.
Dihidrotestosteroon (DHT) is 'n androgeen.

Androgeen is 'n geslagshormoon wat help om by te dra tot die ontwikkeling van wat die gedagtes, mansgeslagskenmerke is, soos liggaam en hare.

• En 'n paar ander simptome soortgelyk aan seksuele uitputting.

Die eerste stap om die newe-effekte om te keer, is om die gewoontes te stop en dan behandeling. 2 kruie is nodig (1) moringablare.

(2) suiwer heuning.

Kom kyk en sien die medisinale waarde van elke-

Moringa blare.

WAT IS MORINGA?

Moringa ook bekend as drumstick blare is blaargroentes wat algemeen in dele van Indië en Afrika voorkom. Nou word Moringa-bome oor die hele wêreld geplant vir sy medisinale eienskappe en voordele. Moringa boom is 'n kragbron van noodsaaklike vitamiene en minerale. Elke deel van die moringaboom het bewese voedings- en mediese voordele. Sommige noem dit selfs die "Wonderboom." Die sade, blomme, blare en die stokkies is baie goed vir die liggaam en ook heerlik.

Maar ons sal die blare beperk. Moringa-blare het meer as 92 voedingstowwe en meer as 46 antioksidante. Moringa-blare bevat vesel, vetproteïene en minerale soos Ca, Mg, P, K, Cu, Fe en S.

Vitamiene soos vitamien-A (beta-karoteen), vitamien B-cholien, vitamien B1-tiamien, riboflavien, nikotiensuur en askorbiensuur is teenwoordig. Verskeie aminosure soos Arg, His, Lys, Trp, Phe, Thr, Leu, Met, Ile, Val is teenwoordig. Fitochemikalieë soos tanniene, sterole, saponiene, terpenoïede, fenole, alkaloïede en flavonoïede soos quercitin, glikosied en vele meer. En in vergelyking met ander produkte met hoë voedingstowwe is die verskil duidelik.

- 7 keer meer Vitamien C as lemoene,
- 25 keer meer yster as Spinasie,
- 10 keer meer Vitamien A as wortels,
- 17 keer meer kalsium as melk,
- 9 keer meer proteïen as jogurt,
- 15 keer meer kalium as piesangs.
- 30 keer meer vitamien B2. 6 keer meer sink. 3 keer meer yster as Amandels.
- 17 keer meer kalsium as Collard setperke.
- 4 keer meer Vitamien-E as Mielieolie.
- 4 keer meer Aminosuur as Gaba Tee.

• 4 keer meer vesel as Hawer.

• 50 keer meer Vitamien-B3 as grondboontjies.
• 34 keer meer magnesium. 2 keer meer proteïen as eiers.
• 100 keer meer gaba en 30 keer meer R Aminosuur as Bruinrys.
• 2 keer meer Aminosure as Swartasyn.
• 2,8 keer meer Yster as Beeslewer.

• 6 keer meer Aminosure as Knoffel.
• 2 keer meer proteïen, 4 keer meer yster, 3 keer meer en 2,5 meer vesel as boerenkool.
• 123 keer meer Vitamien-A, 4 keer meer vitamien C, 13 keer meer vitamien E, 10 keer meer yster, 21 keer meer kalsium en 5 keer meer proteïen as Matcha.
• 4 keer meer vitamien B1 as varkvleis.
• 2 keer meer proteïen, 11 keer meer kalsium en 2,5 keer meer yster as Quinoa.
• 6 keer meer vitamien E as Koolsaadolie.
• 10 keer meer vitamien C as rooi druiwe.
• 8 keer meer Polifenol as Rooiwyn.
• 50 keer meer vitamiene B2 as Sardientjies.
• 2 keer meer proteïen as sojabone.
• 14,5 keer meer kalsium, 5 keer meer yster, 9 keer meer vesel en 15 keer meer vitamien A as Spirulina.
• 15 keer meer vesel as koring.
• 4 keer meer Chlorofil as koringgras.

Moringa Stroop Tafel

Hoe om droë moringablare poeier voor te berei.

Kry vars sagte blare, pluk die blare en gooi die stingels en stingels weg en was dit dan 2-3 keer deeglik met genoeg water en smeer dan op 'n kombuisdoek om die ekstra vog te absorbeer. Smeer nou in 'n vergiettes/sif of op 'n servet en so in 'n bedekte area (moenie direkte sonlig insit nie, want dit sal die heldergroen kleur van die blare beïnvloed). Jy kan dit ook onder die waaier droog as jy nie die opsie het om dit in sonlig te droog nie.
Die blare sal binne 1-7 dae droog word. Wanneer die blare bros word, druk dit dan saggies fyn en gooi die stingels en stingels weg as daar oorbly en poeier dan die blare in jou menger en bêre dit in 'n lugdigte houer. Dit bly vars vir 6 maande. Of jy kan dit aanlyn koop. Wees spesifiek oor moringablarepoeier.

Suiwer heuning voedsame waarde.
Heuning is 'n ryk bron van noodsaaklike voedingstowwe, minerale en vitamiene. Die hoofvoedingstof van heuning is fruktose, koolhidrate, riboflavien, niasien, vitamien B6, vitamien C en aminosure. En nog baie meer.

Hoe om albei te meng.

Neem 'n maat van ½ teelepel Moringablaarpoeier =1 500 mg en sit in 'n leë teekoppie, voeg dan 5 eetlepels heuning by en roer dit in stroop met eetlepel en wag na 30 minute is jou medikasie gereed vir gebruik. Onthou altyd om die teebeker met 'n skoon bord te bedek. As dit voor sewe dae klaar is, herhaal dieselfde proses weer.

As gestol en voeg heuning by om dit weer stroop te maak soos so 3
eetlepels.

Dosis:

 Eet (verteer) ½ teelepel van die stroop elke 6 uur vir 7 dae. Dit is 'n
beginnersdosis, sodat die liggaamstelsels daaraan gewoond kan raak.
Na 7 dae van beginnersdosis. voorbereiding vir stroop moet verander
na 1 vol eetlepel moringablare poeier voeg dan 8 eetlepel heuning by
en roer tot stroop met eetlepel en wag vir 30 minute. Na 30 minute is
jou kruie gereed vir gebruik.
Dosis:
Eet (Verteer) halwe teelepel van die stroop elke 6 uur vir die
volgende 14 dae. Voeg altyd heuning by wanneer gestol. Na 14 dae
jy sal sien jou energievlak styg en jy slaap diep en fyn. Moegheid
begin van jou stelsel verdwyn, maar moenie ophou nie. Dit is tyd vir
normale dosis.

Normale dosis:

voorbereiding: sit 3 eetlepels moringablare poeier in 'n leë koppie
tee, voeg 10 eetlepels heuning by en roer tot stroop. Wag dan tot 30
minute totdat jou produk gereed is vir gebruik. Enige tyd dat dit stol?
voeg altyd heuning by en roer tot stroop.
Dosis: 1 vol teelepel elke 6 uur. Totdat newe-effekte van oormatige
masturbasie heeltemal verdwyn. Hierdie stroop kan as normale
aanvullings gebruik word.

Tydsduur:

As masturbasiepraktyke tot tien jaar duur, beveel ek 6 maande of meer van kruiegebruik-ouderdom aan. Selfs as jy nie die simptome voel nie, laat die liggaamstelsel toe om homself heeltemal te herlaai terwyl jy aanhou om die kruie te verbruik.

Vir 'n persoon wat aan 'n gekrimpte penis ly of erektiele disfunksie as gevolg van oormatige masturbasie sal vreemde bewegings en sensasies in sy manlikheid opmerk. Dit sal begin Kry gewig, krag en toename in grootte. Dit is alles normaal aangesien daar meer bloedvloei na daardie streek van die liggaam is.

Vir diegene wat die handelinge vir vyf jaar of minder beoefen, beveel ek die kruie vir vier maande aan.

Oefen die liggaam.

Fisieke oefening gedurende hierdie tydperk is 'n belangrike minimum van 20 minute elke dag en die drink van skoon suiwer water sal ook help. Eet baie goed.

Waarskuwing

raadpleeg asseblief u dokter voor gebruik.

Moet asseblief nie aan swanger vroue gee of gebruik nie.

Moet asseblief nie vir kinders onder 6 jaar gee nie.

Asseblief, nie vir 'n hoë bloeddruk persoon nie..

As jy onder medikasie is, raadpleeg asseblief jou dokter voordat jy dit gebruik.

Wees asseblief versigtig die stroop sal jou slaperig maak terwyl die liggaam besig is om homself te herstel.

Vermy indien moontlik masjiene gedurende hierdie tydperk.

Moet dit asseblief nie mis met ander medikasie nie.

Vir die blokkering van pornoflieks, advertensies, naakfoto's en om jou gesin teen die skadelikheid van pornografie te beskerm, beveel ek die kloosteroog-app aan.
Dit sal ook dien as 'n medium vir aanspreeklikheid.

Voer promosiekode "Onthulling" gratis een maand in.

HOOFSTUK SES WERKOPDRAGTE.

beantwoord asseblief die vrae en stuur dit aan e-pos
adres hieronder vir gradering en berading.
pastordonaldonyekaugwu@gmail.com

Beantwoord asseblief die volgende vrae nadat u Moringa-kruie vir twee weke gebruik het.

(1) Hoe diep is jou slaap nou?_________ _______ ____________

___________ __________ ___________ _________ _______________

____

(2) Hoe gaan dit nou met jou ereksies?_____________ _____________

__________ __________ ________________ ___________

____

(3) Wat is jou energievlakke nou?_______ _______ __________

___________ _________ ______________ ___________

_________________ _____________

(4) Gee my nou volledige besonderhede van jou gesondheid?_______

______ __________ __________ _________ _____________

_________________ _________

Kontakte:
+2348075320971
Pastoor Don Onyeka Ugwu
pastoor_don_onyeka_ugwu

Onthulling van Masturbasie.
+2348148849602.

pastordonaldonyekaugwu@gmail.com

webwerwe: www.unveilingmasturbation.com